北京名老中醫的養生之道

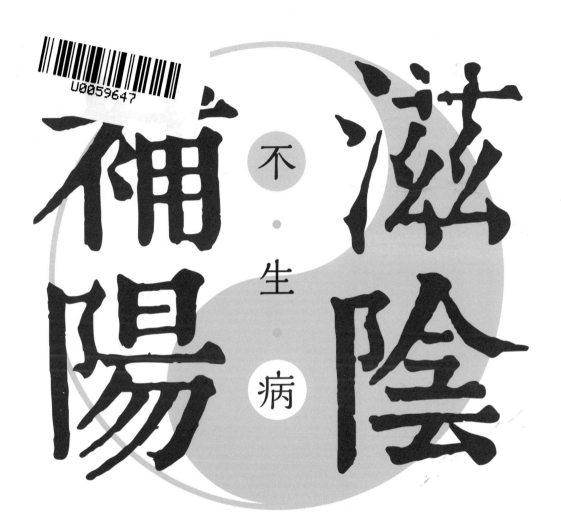

滋陰補陽不生病

京城四大名醫施今墨傳人索延昌親授弟子
北京紫禁城國醫館
孔繁祥 副主任醫師 編著

中國醫藥大學（台灣 台中）中醫學院
張永賢 教授 專文推薦

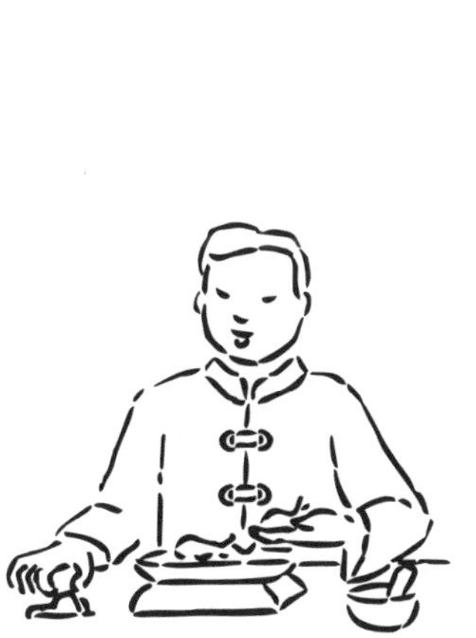

目次

推薦序

中醫診治通過望聞問切四診辨證

中醫診治疾病，通過望聞問切四診辨證，探得病機，立法確定治則，然後遣方用藥、使得方藥與病證相符合，得以治癒疾病。中醫治法豐富多彩，常用治法是「汗、吐、下、和、溫、清、消、補」八法。而追求健康延年益壽，更要先求未病先防及養生，講求正常身心管理，以滋陰補陽為調理，古人常言「一陰一陽為之道」，陰陽調和，預防勝於治療，仍為養生之道。傳統中醫學「治未病」的思想源遠流長，其獨特的診療技術和干預手段在防治生活習慣病方面，具有簡、便、廉、驗的優勢，相對的減輕醫藥衛生負擔，對提高國民健康具有深遠意義。

早期西方希波克拉底醫學，基本學說為四體液說，認為體液混亂，即為引起疾病的證據。在生病時，常見過剩的體液排出體外的現象，如嘔心、嘔吐、吐血、流鼻水、流鼻血、腹瀉、便血等，以致在治療採用催吐劑或瀉劑，再加上大量放血，被認為可改善體液的不平衡，使身體液恢復平衡，強調瀉法，但另外也重視自然療法，認為自然力是疾病的醫師。

孔醫師提出滋陰補陽保健方法，從日常的情緒管理、生活作息、藥膳飲食，以及穴道按摩著手，就能滋陰補陽，以達到陰陽平衡，保持健康、延年益壽。以食物是最好的「藥」——在家從食材尋找滋陰補陽的藥食同源的食補，對自己的七情六欲作出適當管理，使得身體陽氣充足，陰液不虧虛，使陰陽處於動態平衡。

「謹察陰陽所在而調之，以平為期。」《內經・素問・至真要大論篇》

「法于陰陽，和于術數，食飲有節，起居有常，不妄作勞，故能形與神俱，而盡終其天年，度百歲乃去。」《黃帝內經・素問・上古天真論篇》

以上皆在強調要養成好生活習慣，近年來有越來越多醫藥公衛學者提出「生活習慣病」。許多慢性病，以前常稱為「文明病」、「成人病」、「代謝病」、「慢性病」、「現代病」，現改稱為「生活習慣病」（Lifestyle related disease），是因為這些慢性病發生的原因，跟生活習慣息息相關；而這些生活習慣中，包括飲食、生活型態、環境改變等種種因素，讓身體健康也難以適應而出現變化，甚至某些以往要到中年或老年人才會發生的問題，也已經出現年輕化的趨勢，如肥胖、糖尿病、高血壓、高血脂、心血管疾病、過敏、憂鬱症甚至癌症等。

提出「生活習慣病」，即一旦這些文明病上身，就是宣告生活習慣必定要改變，愈早「改掉壞習慣、養成好習慣」，基本上就是預防慢性病的核心價值。前中國醫藥大學董事長陳立夫先生的養生秘訣提出「養身在動，養心在靜；飲食有節，起居有時；物熟始食，水沸始飲；多食果菜，少食肉類；頭部宜冷，足部宜暖；知足常樂，無求常安。」他自己恒心力行，活到一百零二歲，是有名的人瑞。

孔繁祥醫師為京城四大名醫施今墨傳人索延昌先生的親授弟子，為中醫內科專家。現於孔伯華養生醫館、北京大北窯中醫門診部、北京紫禁城國醫館、北京體育大學醫院等處門診，潛心研究中醫理論並堅持臨床實踐，且經常著書立說。敬佩孔醫師新著《滋陰補陽不生病》，特為序文。

中國醫藥大學 教授
張永賢
二〇二〇年三月十七日
第九十一屆國醫節
新冠病毒襲捲全球年

前言

一陰一陽謂之道，「滋陰補陽」呵護長壽的「靈根」

古人在日常生活中發現，自然界有很多事物都是相互對立又相互關聯的，諸如天地、寒熱、日月、男女等，於是從哲學的角度出發，提出了陰陽理論。究竟什麼是「陰陽」呢？

廣義上的陰陽，就是對宇宙間一切事物內部或兩種相關聯事物、現象的對立屬性概括。一般來說，凡是運動的、外向的、上升的、無形的、溫熱的、興奮的、明亮的都為陽；而內守的、下降的、有形的、寒冷的、抑制的、晦暗的都相對為陰。

因此，我們可以看出宇宙間一切事物及其屬性都可以用陰陽來概括。所以《周易．繫辭上》中才有「一陰一陽謂之道」的說法即陰陽的交合是宇宙萬物變化的起點。

既然萬物不離陰陽，防病治病自然也是如此。對此，《黃帝內經．素問．陰陽應象大論》中說：「陰陽者，天地之道也，萬物之綱紀，變化之父母，生殺之本始，神明之府也，治病必求於本。」

意思是，陰陽是天地循環的道理，是萬物生死的規律，是萬物產生各種變化的主要原因，是自然界一切事物發生、發展、變化及消亡的根本原因，決定了自然界萬物的變化，因此治病也應從陰陽著手。

從陰陽著手，我們既可找到患病的原因，也可以通過滋陰補陽的方法來恢復身體健康，促進疾病好轉。陰陽平衡身體才能健康，若是陰陽失衡，其中一方的力量受到削弱，人就會患病。陽邪致病，可引起陽盛陰傷的熱證；陰邪致病，可引起陰盛陽傷的寒證。陽氣虛，不足以制陰，可引起虛寒證。陰液虧，不足以制陽，可引起虛熱證。所以說，陰陽失調，是一切疾病發生的根本原因。

要達到健康長壽的目的，就應保持陰陽平衡。萬事萬物的運動都是陰陽運動，陰陽運動是萬事萬物的原始規律，生命活動自然也受陰陽運動的制約。陰陽平衡，人體就健康，反之就會導致精氣神失調而衰老。

一個人健康不健康，有沒有活力，心理上的承受能力強不強，都與身體中的陰陽有著千絲萬縷的關聯。陰就是身體中具有流動性的一些物質，陽就是具有溫煦功能的陽氣。陽氣足，身體裡面暖洋洋的，津液、血液在享受溫暖陽光的同時，也會變得活躍，暢達地流向身體各處，所經之處，得到灌溉滋養，就會呈現一片健康之象，這叫陰陽平衡、氣血通達。反之，就會如同一個國家遭遇戰亂之後的國家一樣，「滿目瘡痍」。

「為什麼我總是身體沒力氣，走幾步就氣喘吁吁？」
「總是心慌慌的，白天吃不下，晚上睡不好。」
「連續幾天沒上廁所，好不容易去一次卻要在裡頭長蹲。」
「檢查結果出來了，癌症，沒什麼指望了。」
「肚子痛，頭發暈，不要說工作了，就是走路都沒精神。」
「為什麼我們吃得一樣多，可是別人一點肉也不長，我卻長得比誰都多？」

上面這些表現其實都是陰陽失調的結果，一個國家滿目瘡痍之後需要重新建設，身體的陰陽遭受破壞之後，我們要做的就是將其調整到平衡狀態。你只要從日常細節入手，是可以完全遠離疾病，回到健康的狀態。

調理陰陽有很多方法，本書所介紹各式各樣通調陰陽的辦法，相信總有一種適合你。不管是陰虛還是陽虛，只要我們及時調理，都不是棘手的事情。若是放任自流，後果不堪設想，諸如高血壓、糖尿病、腫瘤等，根源全在於此。為此，對於陰陽不平衡我們要持有這樣一種態度：病要輕視，調理方法要重視。

恢復陰陽平衡的關鍵就在於滋陰補陽，這也是人們能否長壽的關鍵所在。只要將長壽的靈根呵護好，身體中的陽氣充足，陰液不虧虛，使陰陽處於動態的平衡當中，我們就一定能健康、長壽。

孔繁祥

第一章

探索養生眞諦

「滋陰補陽」是養生不可違背的「天道」

陰陽平衡是生命活動的根本。陰陽平衡，人體就能夠健康；如果陰陽失衡，就會患病，甚至死亡。所以，養生的宗旨就是維護生命的陰陽平衡。正是因為保持陰陽平衡有如此重要的作用，對其不能予以輕視，才有助於益壽延年。

道生一，一生二，二生三，三生萬物，養生從「繞口令」學起

萬物形成之前，最初處於一種混沌狀態，隨著發展變化，逐漸產生（地與天）陰與陽，陰陽交合而具備了創造萬物的條件。陰陽不僅化生萬物，同時也是萬物和諧有序的根本。

談及萬物的起源，老子在《道德經》中說：「道生一，一生二，二生三，三生萬物。」對於這句話，我們可以這樣簡單來理解：所謂一，是指天地萬物形成之前，一種混沌未分的狀態。

隨著事物的發展變化，逐漸產生（地與天）陰與陽，陰陽交合而具備了創造萬物的條件。陰陽不僅化生萬物，同時也是萬物和諧有序的根本。

如果陰陽消長的固有規律受到擾亂，植物就會出現生長異常。如諺語中所說的「伏天不熱，五穀不結」，就是自然界中的陰陽失衡所導致的。人體也相當於一個縮小的自然界，若是陰陽平衡，就會身強體健、精神矍鑠、心態平和，一旦這種平衡被打破，就會出現各種病態和不適。

對此，明代醫家張介賓在其所著的《類經》中說：「人之疾病，或在表，或在裏，或為寒，或為熱，或感於五運六氣，或傷於臟腑經絡，皆不外陰陽二氣。」這句話所表達的意思，就是不管何種疾病，其病因無外乎就是陰陽失調。

陰陽失調的性質，取決於陰陽雙方在量上的優劣。陽主動，主升，性熱，故陽勝者會出現高熱、面紅、目赤、脈洪大滑數等火熱徵象；陰主靜，主降，性寒，故陰勝則病機以沉降、凝斂、性靜為主，故患者會出現面色白、畏寒肢冷、喜靜蜷臥、小便清長、下利清穀、舌淡，脈沉遲無力等一些典型的陰勝症狀。

陰陽失衡嚴重，還會出現「亡陽」和「亡陰」。亡陽是指體內陽氣嚴重耗損而欲絕；亡陰是指陰液在短時間內大量亡失，臟腑功能突然嚴重衰竭，因而導致生命垂危的病理變化。

亡陰與亡陽是疾病發展過程中的危重證候，一般來說，大量的出血或吐瀉多引起亡陰，大汗則多引起亡陽。因為陰陽之間是一種相互依存的關係，所以任何一方的盛衰都會影響到另一方。因此，亡陽可以致使陰液耗損，亡陰也可以導致陽氣虛衰，進而導致精氣衰絕而亡。

從上面的分析當中，我們不難看出，陰陽失衡不但會使人患病，還會危及生命。為此，不管是出於養生防病的需要，還是保命的目的，都應協調好身體中的陰陽，使陰陽處於平衡狀態。對此，《黃帝內經．素問．生氣通天論》中說：「兩者不和……因而和之，是謂聖度。」所謂「聖度」，實質上就是把協調陰陽當做養生長壽的最高準則。那麼在日常生活當中，如何平衡身體中的陰陽以強身健體、摒退疾病呢？

李老先生是一名退休教師，雖已80多歲的高齡，但身體依舊非常健康，精神狀態也比較好。李老先生認為：人上了歲數，身體功能衰退是自然規律，我們改變不了，也主宰不了，唯一能做的就是延緩它衰退的速度，並預防疾病發生。談及自己為何能如此長壽，李老先生春風滿面地說，養生訣竅用三個字進行概括就是「順、達、避」。

所謂順，就是順應自然界陰陽的變化。陰陽之間的平衡並非一成不變，而是始終處於消長變化的過程，在這種消長變化中達到動態平衡。也就是中醫裡面所說，兩者就像一對雙胞胎，有時候「陽」受寵一點，有時候「陰」比較受身體疼愛一點，但是整體來說，它們在身體當中的地位是旗鼓相當的。

一般來講，白天陽盛，人體的生理功能也以興奮為主；而夜間陰盛，身體的生理功能相應以抑制為主。從子夜到中午，陽氣漸盛，人體的生理功能逐漸由抑制轉向興奮，即陰消陽長；而從中午到子夜，陽氣漸衰，人體的生理功能則由興奮漸漸變為抑制。掌握陰陽的變化規律，我們就可以針對性地使自己的作息與陰陽平衡的變化保持一致，這實際上也是最好的養生妙法之一。

達就是達觀、從容。人食五穀雜糧，存於塵世之間，難免有七情六欲，當有些事情涉及自己的利益時，就會產生煩惱、憂慮、失意、焦躁等情緒。劇烈的情緒變化，會使陰陽平衡失調，氣血紊亂，導致患病。對此《黃帝內經．素問．舉痛論》中指出：「百病生於氣也。怒則氣上，喜則氣緩，悲則氣消，恐則氣下……驚則氣亂……思則氣結……。」

有什麼樣的心境，就有什麼樣的人生，也就有什麼樣的身體。明代養生學家呂坤在《呻吟語》中也說：「天地萬物之理，皆始於從容，而卒於急促。」為此，我們不妨達觀、從容一點。只要心懷坦然，無心於萬物，那萬物也就不會滋生煩惱而導致我們患上這樣或者是那樣的身心疾患。

所謂避，也就是在日常生活當中要學會避淫邪。自然界的氣候變化主要有六種，即風、寒、暑、濕、燥、火六氣。正常的六氣不易致病，但是若人體正氣虛弱，加上六氣太過或不及，身體中的陰陽平衡就會受到干擾，導致患病。對於這種六氣，我們將其稱作「六淫」。比如：感冒、中暑、哮喘……這些身體內部的失衡都與「六淫」有密切關係。因為六淫可導致人患病，為此，在生活中要學會躲避這些外界因素。除了避六淫之外，也要學會避開生活中的淫邪，只有這樣才能真正擁有健康。

總之，在日常生活當中，我們要把平衡陰陽列為養生重點，順應自然，避虛邪侵襲，有達觀之養生心態，以使自己在健康中長壽，在長壽中擁有燦爛的人生美景。

陰和陽不能分，就像魚和水一樣

陰陽是相對應的存在，陽依存於陰，陰依存於陽，都以另一方為存在條件。這種相互依存的關係，又稱為「互根」。對於陰陽這種相互為用的關係，《黃帝內經．素問．陰陽應象大論》說：「陰在內，陽之守也，陽在外，陰之使也。」

一般來說，凡是活動、外在、上升、溫熱、明亮、亢進、功能的，都屬於陽；沉靜、內在、下降、寒冷、晦暗、衰減、物質的，都屬於陰。表面上，陰陽之間是一種相互對立的關係，舉個最簡單的例子來說，春夏季節陽氣上升且盛，這時候寒涼之氣就會受到抑制，反之，則溫熱之氣呈現衰減之勢態，這實際上就是陰陽相互對立的結果。

陰陽之間雖然相互對立，但是它們之間卻又密不可分。就如同一個家庭中不能缺少母親，也不能缺少父親一樣。若缺少其中任何一個，就不能稱為完整的家了。我們可以想想看：上為陽，下為陰，沒有上，無所謂下；熱為陽，寒為陰，沒有熱，無所謂寒，沒有寒，也無所謂熱。陰陽是相對應而存在的，陽依存於陰，陰依存於陽，每一方都以另一方為存在條件。這種相互依存的關係，又稱為「互根」。對於陰陽這種相互為用的關係，《黃帝內經・素問・陰陽應象大論》說：「陰在內，陽之守也，陽在外，陰之使也。」即陰精是陽氣化生的物質基礎，而循行不息的陽氣是陰精功能的體現。

陰陽之間是相互為用的，任何一方都不能脫離另一方而單獨存在。陰陽之間的這種相互依存關係，對於人的生、長、壯、老、死都具有十分重要的意義，因為人體的功能狀況也取決於陰陽的平衡狀況。人體的陰陽也是密不可分的，對此我們可以從以下三方面進行理解：

（一）人體是一個有機的整體，是由四肢百骸、五臟六腑等部分構成。各部分之間既相互聯繫，又相互對立，為此，人體各部分之間，諸如上下、內外、表裡、前後，以及臟腑之間都可以用陰陽進行區分。

（二）每個臟腑都有其功能，這些臟腑就如同古代皇上為了管轄國家所設置的官職一樣。在古代，皇上為了管轄國家，會設置不同的官職，諸如處理國家事務的丞相，掌管拾遺補缺、陪乘以及照料皇帝日常生活等事的侍中……這些官員各司其職，進而將國家交易處理得井井有條。身體中的臟腑器官也一樣，如心主血脈、神明；肝藏血，主疏泄；脾主運化，對身體中的營養物質進行運輸；肺主一身之氣，關乎氣的運行……。

（三）人體的臟腑器官雖然各司其職，各有不同功能，但是它們卻具有一個共同特性，那就是其功能的發揮是身體中陰陽相互作用的結果。我們可以將身體中的臟腑器官看做一鍋水，將身體中具有溫煦作用的陽氣看做鍋底下熊熊燃燒的火。當微火燃起，水漸漸溫熱，鍋裡開始有蒸汽徐徐而出時，就是人體內「氣化」過程的開始。

通過氣化，周身得以溫煦，血和津液得以循行，吃進去的食物也能順利轉變為「水穀精微」，身體中產生的濁氣、濁水及其他代謝產物也能得以順利地排出體外，以防臟腑之中毒素叢生。從臟腑器官的功能活動中，我們不難得出這樣一個結論，臟腑器官功能得以發揮的過程實際上就是陰陽相互為用的過程。

如果鍋裡面的水不足，或者是根本沒有水，則氣化過程是不可能實現的，如果只有水而沒有火，臟腑功能也不可能得以發揮。由此可見，不管是自然界，還是人體，陰陽都是不能分的，就如同小鳥離不開天空，魚兒離不開水一樣。正是因為陰陽之間具有相互依存的關係，我們不僅要護好一身的陽氣，同時還應注意滋陰，將滋陰補陽安排在日常生活裡，這才是真的為健康著想。

在前文曾說過，陰陽是處於一種動態的平衡當中，有時候陽勝一點，有時候陰勝一點。但是因為人體有一定的自我調節和修復能力，當陰陽失衡不是很嚴重的時候，身體中的防禦系統就會主動出擊，促使其恢復到陰陽平衡狀態，使陰陽能相互為用。但是當陰陽失衡比較嚴重時，陰陽的相互為用功能遭到破壞，就會出現諸多健康問題。可以說若是身體出現了某種疾患，並且在短期內沒有好轉的話，即表明陰陽失衡已經嚴重了，依靠身體自身的力量已經不能完全修復了。在這種情況下，應細心分析陰陽的失衡狀態，並進行調理，使身體陰陽歸於平衡。對此，《黃帝內經．素問．至真要大論》記載：「謹察陰陽所在而調之，以平為期。」還是提倡陰陽平衡。

尋求陰陽的失衡點，我們不妨記住這樣一個原則：陽盛則熱，陰盛則寒。當然，這只是判斷陰陽失衡的一個整體原則，在日常生活當中，還要依具體情況分析，由此來進一步判斷身體中陰陽的偏頗。如果是陽熱的話，就應制約其陽，治熱以寒（使用寒涼類的藥物或者食物），也就是「熱者寒之」。如果是陰勝的話，則需要制約其陰，治寒以熱（使用溫熱類的藥物或者食物），也就是「寒者熱之」。這種治療方法也就是堅固一方的同時，對偏勝的一方進行適當遏制，對另一方進行扶助，最終達到陰陽平衡狀態。

陽氣是生命的根本

當人體中陽氣不足的時候，陽氣對人體的溫煦能力下降，氣血循環減弱，臟腑功能虛衰，外界的風、寒、濕邪等也會趁機而入。在這種情況下，風濕、哮喘、癌症、男子陽痿、女子經痛等諸多疾病就容易隨之而來。

自然界萬物都需要陽光的溫煦，沒有陽光，萬物無法生長。人體中陽氣的重要性和太陽是一樣的，為此，《黃帝內經．素問．生氣通天論》中說：「陽氣者若天與日，失其所，則折壽而不彰。」意思是說，陽氣就相當於天上的太陽一樣，若陽氣不足，人的壽命就會受到一定的影響。

當人體中的陽氣不足時，陽氣對人體的溫煦能力下降，氣血循環減弱，臟腑功能虛衰，外界的風、寒、濕邪等也會趁機而入。在這種情況下，諸多疾病，諸如風濕、哮喘、癌症、男子陽痿、女子經痛等就容易隨之而來。如果陽氣虧損嚴重，人還可能因此而失去生命。正因為陽氣有如此重要的作用，所以很多醫家都認為「陽氣是生命的根本」。

有些人雖然身體沒有什麼病症，但是經常手腳冰涼，精神不振，這也是身體中的陽氣不足所導致的。若不及時將虧損的陽氣彌補回來，陽氣就會隨著身體狀況的降低和年紀的增長而進一步減弱。這樣一來，就會形成惡性循環，導致身體出現諸多問題。為此，養護好關乎我們身體健康、關乎命運之本的陽氣具有重要意義。

張小姐是個很清瘦的女孩子，她說工作之後體質變得很差，特別怕冷，總感覺到疲憊。晚上睡不好覺，白天也沒精神。夏天天氣再熱，也不敢待在有空調的房間裡。不但如此，還一點涼的東西也不敢吃。往往若是解饞了，過後肯定會肚子痛。到了冬天，怕冷的症狀還更嚴重。

古人云：「人過40天過午」，就是說人過40歲就好像太陽過了中午，陽氣不足。正常情況下，人只有到了中年，才會出現陽氣不足的一些症狀。但是只要注意調理，虧虛的陽氣就能得以有效補充。但是現在為什麼越來越多的年輕人也被陽氣不足所困擾呢？

原因不乏以下幾點：①過度食用生冷食物。中醫認為生冷食物屬陰，經常食用會導致陰盛陽衰，傷及脾胃中的陽氣。②熬夜。白天是陽氣生發的時間，夜晚是陽氣收斂的時候，為此，晚上我們需要好好休息，若是經常熬夜，陽氣不能得以收斂和休息，自然會有所損耗。③過勞。過度勞累就是在透支身體中的陽氣，時間長了，自然會出現陽氣虧虛。此外，還有環境、生活、工作壓力等。

陽氣是人體代謝和生理功能的原動力，是生殖、生長、發育、衰老和死亡的決定因素。人的正常生存需要陽氣支援。「陽氣」充足，健康就有了最基本的保障。陽氣不足，人就會生病。陽氣完全耗盡時，人就會死亡。為此，我們要養護好一身的陽氣。養護好一身的陽氣可以從以下幾個方面著手進行。

（一）**勤曬頭部及其後背**。中醫認為「頭為諸陽之首」，也就是說頭是陽氣彙聚的地方。凡五臟精華之血、六腑清陽之氣，皆匯於頭部。為此，適當曬一曬太陽就能發揮通暢百脈、調補陽氣的功效。在曬頭部的時候，可以對頭上的百會穴進行按揉，以增強調補陽氣的功效。具體方法就是用拇指指腹對頭頂最高點的百會穴位進行按揉，每天2次，每次按揉2分鐘即可。

除了適當曬頭部外，還應勤曬後背。人體腹為陰，背為陽，曬後背能發揮補陽氣的作用。對於脾胃虛寒的患者，適當曬一下後背還能驅除脾胃寒氣，有助於改善消化功能。另外，還能改善心肺功能。

不管是曬頭部還是曬後背，最佳的時間段為上午10點～11點。因為在這個時間段內，光線比較柔和，曬太陽的時候會有一種比較舒緩的感覺。曬太陽的時間長短則因人而異，一般嬰幼兒每次15～30分鐘，中青年每次1～2小時，老年人每次20～30分鐘即可。

（二）**不妄作勞，養好腎陽**。不妄作勞有兩層意思，第一就是房事不要過度。房事若是無節制的話，會傷及腎陽。中醫認為腎陽是一身陽氣的根本，是身體中最重要的陽氣，其他各個臟器都需要腎陽的溫煦和推動。若腎陽不足，各個臟腑的功能勢必受到影響。而除了節制房事外，第二就是不要使身體處於過度勞累的狀態。陽主動，陰主靜，古人才強調「不可過勞」。年輕人雖然工作忙，但是也應適當休息，否則陽氣受損，不但會加速衰老，還有可能導致多種疾病的發生。

（三）**注重飲食，忌諱寒涼**。夏天天氣熱，有些人會肆意食用寒涼食物，如雪糕、冰淇淋、涼茶、冰啤酒等，之後便會出現腹瀉、腹脹、腹痛、食欲減退等症狀。其實，夏天食用寒涼食物並不能發揮解暑功效，反而會傷及脾胃中的陽氣。為此，夏天也不應貪涼食。此外，還應注意避免直吹空調、露宿雨淋，以防損傷陽氣。

（四）**不濫用藥物，扶陽健體**。有些人一生病就服用抗生素以及各種西藥。這些藥物如果不對症使用，或者使用量較大，雖然可以緩解一些疾病的症狀，但是與此同時也會損傷陽氣，進而損害身體。

總之，陽氣是生命的根本。有陽之氣化，才能有陰的成形。不管是什麼疾病，如果邪氣入侵人體，一定是身體的陽氣先虛，才失去了正常的防禦功能。因此，當我們的身體狀況出現異常時，不妨從扶陽入手。如果能將陽氣補足，預防疾病、保持健康、實現長壽也不是什麼難事。

滋陰與補陽同等重要

在日常生活中，滋陰和補陽同等重要，只有兩者並重，保持身體中的陰陽平衡，使一身陽氣充足，津液、血液等陰液物質也不虧虛，各臟腑器官得到充分滋養，經絡也發揮統帥氣血的功能，才能安享健康。

中醫認為，健康的人基本上處於身體中的陰陽動態平衡之中。若想要生命力旺盛，精神氣充足，光補陽是不夠的，還應滋陰。同補陽一樣，滋陰也具有十分重要的意義。

人體生命活動的維持全靠臟腑經絡功能的正常活動，而臟腑經絡功能的正常活動，又依賴於血、精、津液作為生理活動的物質基礎。若是血、精、津液虛衰，臟腑的正常生理活動必將會受到影響，進而危及人的身體健康。

陰液不足會出現多種症狀，諸如便秘、口瘡、心中煩熱、睡眠不寧、盜汗、遺精。女性還會出現月經不調，甚至是閉經等問題。這是因為血也歸於陰的範疇，陰虛則血不足。而女人以血為本，女子月經的正常來潮、孕育、哺乳都離不開血，一旦血虛會嚴重危及女性健康。所以，從這個意義上來說，女人應重視滋陰。

不只是女人，男人也需要滋陰。這是因為血液、津液等陰液都是陽的物質基礎，陽則是這些物質的功能體現。如果身體中的陰液不足，必然損陽。因此，對於男性來說，當其健康狀況出現問題的時候，光補陽也是不夠的，還應重視滋陰。

在日常生活當中，滋陰和補陽同等重要，只有兩者並重，保持身體中的陰陽平衡，使一身陽氣充足，津液、血液等陰液物質也不虧虛，各臟腑器官得到充分滋養，經絡也發揮統帥氣血的功能，才能安享健康。

滋陰可以食用石斛小麥鵪鶉湯和石斛粥。

石斛小麥鵪鶉湯

鵪鶉一隻，母雞肉 250 克，龍眼肉、枸杞子各 15 克，石斛、淮山藥、浮小麥各 25 克，薑 8 克，鹽少許。鵪鶉宰殺洗淨，斬塊，放到開水中汆一下，除掉血水。母雞肉洗淨，切塊，也放到水中汆一下。浮小麥洗淨，裝入紗布袋中。將上述準備好的食材一併放入到瓦煲，武火煮沸後再用文火煲 2 小時，食用時加鹽調味即可。

石斛粥

石斛 30 克，粳米 50 克，冰糖適量。將石斛加入 200 毫升清水，煎煮取汁約 100 毫升，去渣。然後將其與粳米、冰糖一併放到砂鍋內，加水 400 毫升左右，煮至米開粥稠即可食用。

在上述兩個食療方中，都提及同一種藥材——石斛。石斛生長於懸崖峭壁之陰處，常年受天地之靈氣，吸日月之精華，古人常採集作為養生極品，自古以來深受皇宮貴族的青睞。

乾隆是中國歷史上在位時間最長、年壽最高的皇帝。乾隆皇帝之所以能如此長壽，關鍵在於他非常重視養生以延緩生命的衰竭。宮廷御醫養生方案很多，養生品也很多，但是乾隆皇帝卻僅對石斛情有獨鍾。不管自己日常飲食還是宴請群臣，幾乎都離不開石斛。乾隆在80歲壽宴上，還用石斛、山藥、太子參等燉湯宴請長壽老人，由此可見他對石斛的鍾愛程度。

著於秦漢時期的《神農本草經》中記載石斛「味甘平。主治傷中，除痺下氣，補五臟虛勞羸瘦，強陰。久服厚腸胃，輕身延年」；李時珍在《本草綱目》中說石斛「強陰益精，厚腸胃，補內絕不足，平胃氣，長肌肉，益智除驚，輕身延年」。從這些醫學古籍的記載中，我們不難看出，石斛具有較好的滋陰養生功效。為此，陰虛患者不妨通過上面的食療方進行滋補，以改善陰虛症狀。

若要滋陰，除了以上面的藥膳方進行調理外，也可以求助三陰交和照海這兩個穴位。三陰交是肝、脾、腎三條陰經的交會穴，因此名為三陰交穴（見圖1-1）。對這個穴位進行按摩，補腎精，改善脾胃功能，

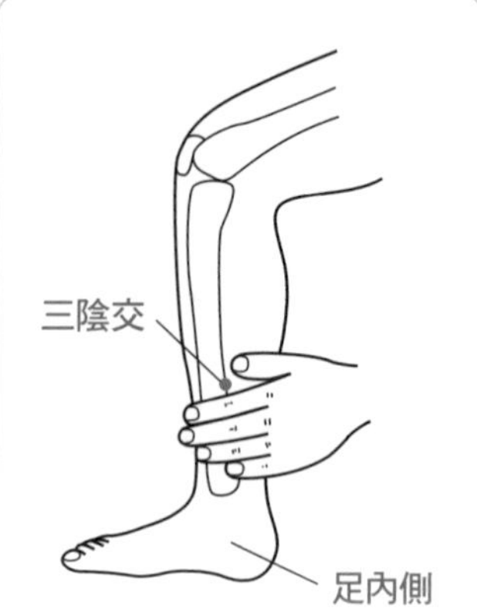

1-1　三陰交穴

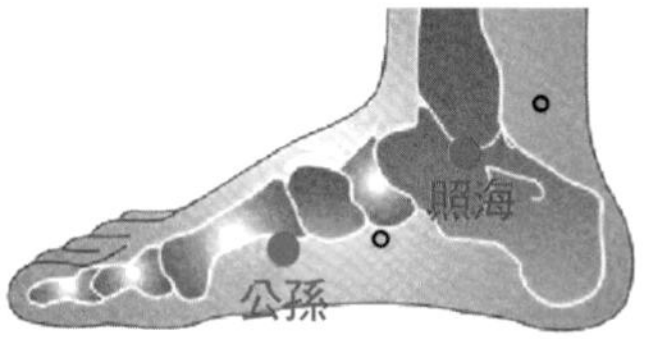

1-2　照海穴

促進血、津液等的化生，因此能發揮滋陰的作用。對三陰交穴進行按摩，時間可以選擇在每天下午5～7時，腎經當令之時，用拇指指腹對三陰交穴進行按揉，每次按摩10分鐘左右即可。在對這個穴位進行按揉的過程中，如果出現了酸、脹、麻等感覺，表明肝、脾、腎三經中的某一個經絡可能堵塞了，應每天持續按揉。三陰交穴在小腿內側，足內踝尖上3吋，脛骨內側後方。

照海穴（見圖1-2）和陰蹺脈相通，陰蹺脈主陰氣，司下肢運動，照海穴有滋腎清熱之功，在足內側，內踝尖下方凹陷處。可以用手指對其進行點按，每次點按3～5分鐘為宜。

在對這個穴位進行點按的過程中，注意不要開口說話，因為過程中口內津液會逐漸增多，要將其咽下，這也能發揮滋陰固腎的作用，有助於改善陰虛的症狀。

生死關頭救陽為急

陽氣旺盛的時候，身體防禦功能強，百病不侵。若陽氣受損，則必然患病，若是陽氣得不到及時的補充，並且反覆受損，則會令陽氣衰竭，危及生命。正是因為陽氣有如此重要的作用，生死關頭一定要以救陽為第一要務。

陰陽以平衡為要，但始終是以陽動為主、陰氣從之的動態平衡，即陽氣宜旺。《黃帝內經．素問．生氣通天論》中說：「陽不勝其陰，則五藏氣爭，九竅不通。」只有陽氣旺盛，陰精才能得以化生，津液、血液等陰液才能得以循行並涵養臟腑器官、四肢百骸。

再者，陽氣具有防禦功能，相當於駐紮在我們體內的大軍。當陽氣旺盛時，身體防禦功能強，就可以百病不侵。陽氣受損，則必然會患病，若是陽氣得不到及時補充，並且總是反覆受損，則會令陽氣衰竭，危及生命。正因為陽氣有如此重要的作用，生死關頭一定要以救陽為第一要務。歷史上也曾有過這樣的例子，即扁鵲救活虢國太子的故事。

有一次扁鵲到了虢國，聽說虢國太子暴亡不足半日，還沒有裝殮。於是他趕到宮門告訴守門的人說，自己能救活太子。人已經死了，怎麼還能活過來，守門的人認為扁鵲這是無稽之談，於是拒絕他入內為太子診病。扁鵲為此感到很著急，於是他又對守衛的士兵說：「如果不相信我的話，你們可以試著診視太子，應該能夠聽到他喘鳴、看見他的鼻子腫了，並且大腿及至陰部還有溫熱之感。」

士兵回去看了太子，果然如扁鵲所言，急忙上報。虢君大驚，親自出來迎接扁鵲。扁鵲告訴虢國的君王，太子所得之病是由於二氣失調所致。實際上太子只是暈過去了，並沒有真的死，這是假死症。扁鵲命弟子用針砭進行急救，刺太子三陽五會諸穴。不久太子果然醒了過來。扁鵲又將方劑加減，使太子坐了起來。再用湯劑調理陰陽，二十多天，太子的病就痊癒了。這件事傳出後，人們都說扁鵲有起死回生的絕技。

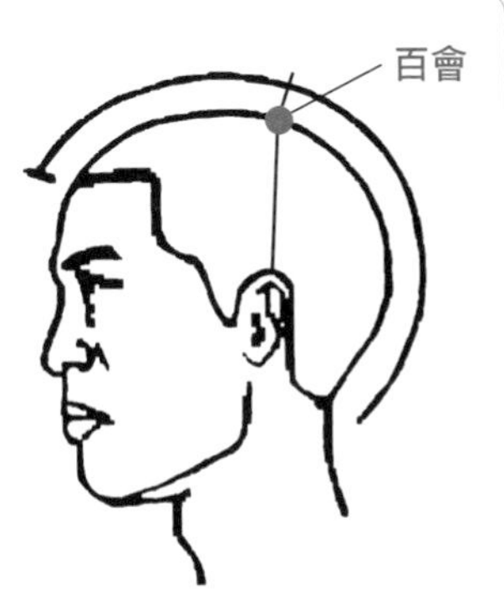

1-3　百會穴

扁鵲在救治虢國太子的時候，為什麼要刺太子的三陽五會，而不是其他穴位呢？「三陽五會」為百會穴（見圖1-3）別名，首見於《針灸甲乙經》，歸屬督脈。嶺南灸法古籍《采艾編》中說：「三陽五會，五之為言百也」，意為百脈於此交會。百脈之會，百病所主，故百會穴的治症頗多，為臨床常用穴之一。

在人體的12條經絡中有6條彙集於百會穴，它們分別是手太陽小腸經、手少陽三焦經、手陽明大腸經、足太陽膀胱經、足少陽膽經、足陽明胃經。而且這6條經都和有「陽脈之海」美譽的督脈相交匯。所以，刺激這個穴位，不但有助於清腦，還助於增強陽氣，提高身體的抗病能力。

扁鵲通過針灸百會穴救活了虢國太子，而我們只要每天對百會穴進行按摩就可以補充身體中的陽氣。可以用食指或者拇指對其進行按揉，不但可以增強抵抗力、提神醒腦，還有助於延長人的壽命。正因為百會穴有延年益壽的功效，所以也有人將其稱作「百歲穴」。

生死關頭除了針灸百會穴救陽之外，也可以對公孫、足三里等穴位進行針灸，目的在於調理患者的脾胃之氣。李時珍說：「脾者黃官，所以交媾水火，會合木金者也。」他認為，人體氣機上下升降運動正常，有賴於脾胃功能的協調。如果脾胃功能正常，則陰陽平衡，心腎相交，肺肝調和；而脾胃一旦受損，功能失常，就會內傷陽氣，嚴重的還會影響全身而患病。因此，我們可以得出這樣的結論：當身體中的陽氣不足、百病叢生的時候，很關鍵的一步就是調理脾胃。只有脾胃強，陽氣才能盛，身體才能康。

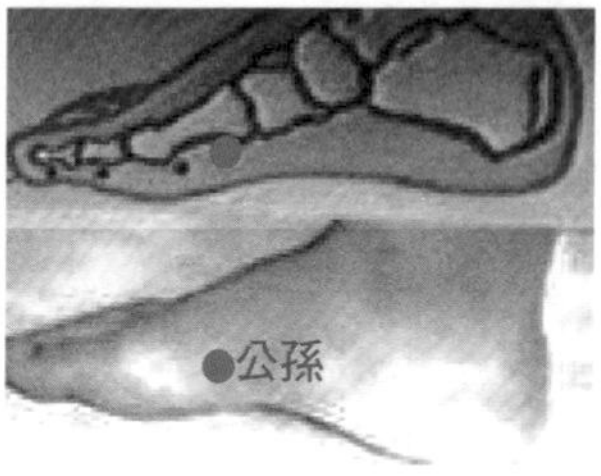

1-4　公孫穴

公孫穴位於人體的足內側緣，在第一蹠骨基底部的前下方（見圖1-4）。公孫穴歸屬於脾，聯絡於胃，又與胸腹部的衝脈相通，所以它有兼治脾胃疾病和胸腹部的功效。對於公孫穴的作用，《八脈交會八穴歌》說：「公孫衝脈胃心胸」，這句話的意思就是胃、心、胸部疾病都可以取公孫穴。

生死關頭，對公孫穴進行針灸的目的就是改善脾胃功能，促進脾胃之氣的化生，可以用1.5寸的毫針，直刺0.6～1.2寸。如果不會針灸，可以用牙籤反復對這個穴位進行刺激。每次刺激以30～40下為宜。在對這個穴位進行刺激的過程中，經絡會產生酸、麻、脹等感應，也就是所謂「得氣」，這有助於促進經絡暢通，改善脾胃功能。

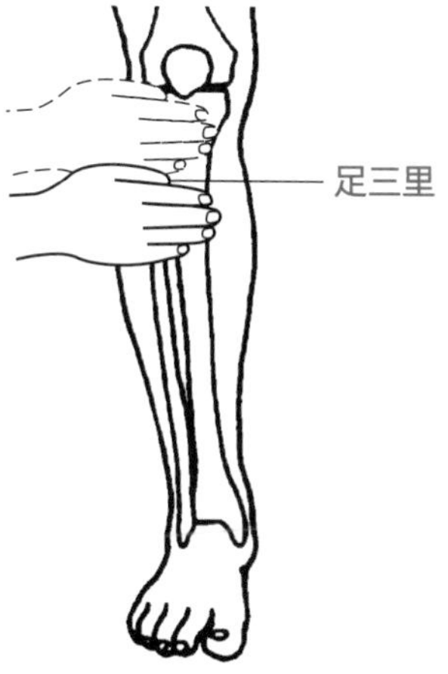

1-5　足三里穴

足三里是「足陽明胃經」的主要穴位之一，是一個強壯身心的大穴。對這個穴位進行刺激，可以調節身體免疫力、增強抗病能力、調理脾胃、補中益氣、通經活絡、扶正祛邪。足三里穴位於外膝眼下四橫指，脛骨前脊外一橫指（見圖1-5）。

對足三里穴進行針灸，可以用1.5寸毫針，先直刺1寸，然後將針提至皮下，向下斜刺1寸，得氣後出針。也可以用拇指對這個穴位進行按揉，每次按揉5～10分鐘。此外，也可以採用艾灸的方法。將艾炷點燃，對準足三里進行施灸，每週艾灸足三里1～2次，每次灸15～20分鐘。

總之，如果陽氣虛損比較嚴重，必須救陽。救陽只要把握兩個原則即可，第一，找到身體中可以大補陽氣的穴位，對其進行刺激，以改善陽氣衰竭的狀況；第二，對脾胃進行調理，使氣血得以化生，進而補足一身陽氣。在日常生活中，只要把握這兩點，必定有所裨益。

第二章

望、聞、問、切

及時瞭解身體裡陰陽失衡發出的「信號」

陰陽失衡時，身體會發出一系列信號，以便我們知曉陰陽偏頗的情況。為此，當身體出現不適症狀時，不妨悉心傾聽一下身體的聲音，和身體及時「溝通」，在此基礎上採取一定的措施，糾正身體中的陰陽偏頗，預防疾病發生。

陰陽失衡時，身體會「說話」

身體是不會說謊的，它會如實向我們表達它的狀況。不管是最基本的餓、渴、冷、痛等生理感覺，還是喜、怒、哀、樂等情緒，我們要學會傾聽身體的聲音，隨時瞭解身體的狀況，進而為身心健康做出自己的努力。

當陰陽失衡的時候，身體也會「說話」。

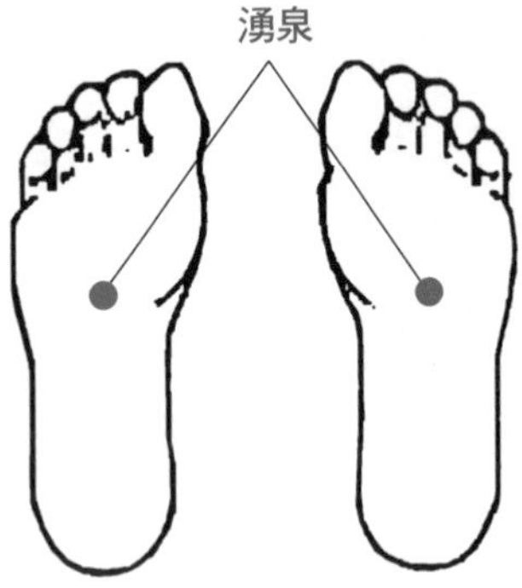

2-1　湧泉穴

若是陰陽雙方的消長轉化保持協調，既不過分也不偏衰，呈現一種協調的狀態，人就會感覺到身心舒暢。反之，就會出現一系列的症狀。陽主熱，所以當患者陽盛的時候患者會出現煩躁、發熱、舌紅苔黃、脈數、口渴、小便短少、大便乾燥等症狀。

陽盛可以對湧泉穴進行按摩。湧泉，顧名思義就是水如泉湧。湧泉穴為足少陰腎經的井穴，乃腎之根，對這個穴位進行有效刺激，能滋養腎陰，有滋陰降火、潛陽息風之功效。

湧泉穴（見圖2-1）位於足底，在足掌的前1／3處，屈趾時凹陷處便是。對這個穴位進行按摩可以採用以下方法：睡前端坐，用手掌來回搓摩湧泉及足底部位，至穴位所在處發燙發熱後，再用拇指對其進行按揉，每次按揉30下為宜。

有時候患者的身體也會呈現熱象，但是這種熱象卻不是由陽盛導致的，而是因為陰寒內盛，逼迫已虛的陽氣在外遊蕩，中醫將這種病理變化稱之為「虛陽浮越」。由於體內陰寒較盛，肢體失其溫煦，水液不得輸布，氣化失常，因此患者會出現渾身發冷、疲乏無力、小便清長、浮腫、腹瀉等陰寒症狀。

但是因為陽氣浮於表面，因此患者又會出現一系列陰虛陽盛的症狀，如面色浮紅、口渴咽痛、經常出汗等。「虛陽浮越」嚴重的話，還會出現大汗淋漓、面色蒼白、呼吸微弱、脈微細欲絕等症狀。若是出現了這些症狀，則表示危在旦夕，必須及時進行救治，否則就會因亡陽而導致生命終結。若是患者出現「虛陽浮越」的症狀，需要引火歸原，以防止亡陽。

引，就是導引、引入的意思。因為陽氣是漂浮在外面的，需要將陽氣導引到身體裡面。火，也就是漂浮的虛陽。歸，是歸入之意。原，也就是源頭的意思，即命門。

為什麼說命門是陽氣的發源地呢？因為命門之火是推動人體臟腑功能活動的原動力。朱震亨在《格致餘論．相火論》中曾說：「天非此火不能生物，人非此火不能有生……。」由此可見命門之火對人體的重要性。要引火歸原，可以用肉桂進行調理。肉桂，味辛甘、性大熱，具有補火助陽、引火歸原、散寒止痛，溫通經脈的功效。

桂漿粥

肉桂5克，粳米30克，紅糖適量。先將肉桂洗淨，放到砂鍋中，加入適量清水浸泡一會兒，然後煎取濃汁，去渣待用。再將粳米淘洗乾淨，加入清水，先用武火煎沸，再用文火煎熬。待粥將成時，調入肉桂汁和適量紅糖，煮一沸即可食用。此食療方每日早晚各1次，3～5天為1個療程。

生薑砂仁肉桂燉豬肚

豬肚350克，肉桂5克，砂仁3克，生薑30克，鹽2克，味精1克。將豬肚洗淨，切塊；生薑洗淨，切片；砂仁、肉桂洗淨備用。將準備好的豬肚、肉桂、砂仁、生薑一同放入砂鍋，加適量清水燉煮；至豬肚熟爛，加入適量的調味料調味即可。

「虛陽浮越」可以食用桂漿粥和生薑砂仁肉桂燉豬肚進行調理。

「虛陽浮越」可以歸入陽虛之中。所謂陽虛，指的是體內陽氣不足，其典型症狀為畏寒肢冷、面色晄白、小便清長、下痢清穀、喜靜蜷臥等。

陽虛患者可以用「三陽開泰法」補足身體中的陽氣。「三陽開泰法」是一種生發陽氣的心法。用此方法對身體進行調理，可以使陽氣逐漸生發，充分發揮其溫煦功效。

「三陽開泰」即動則升陽、善能升陽、喜能升陽。

動則升陽：名醫華佗創編的《五禽戲》中有這樣一句話：「動搖則穀氣消，血脈流通，病不得生」，人只要動一動，搖一搖，就會氣血通暢，百病不生。因此，在日常生活中，若想一身陽氣充足，就要動起來。陽氣不足者可以選擇五禽戲、八段錦、太極拳、養生樁等養生功法進行鍛煉。在選擇以上功法進行鍛煉時，要掌握一個原則，那就是運動要以微微出汗發熱為宜，運動過度反而會傷害身體。

善能升陽：指積德行善也能生陽氣。當你心中充滿善意的時候，心中正氣長存，污濁之氣難有立足之地，則一身之氣上下通行無阻，身體就會康健、百病難生。反之，心生有邪念，損耗元神，一身之氣運行失常，必將損陽傷陰，生出多種疾患。

喜能升陽：當人心中想著一些高興的事情時，陽氣就得以生發，身體的抵抗能力得以增強。

不管是陰虛還是陽虛，身體都會以自己獨特的方式進行告知，我們所要做的就是從這些症狀當中尋求陰陽的失衡點，並運用上述方法（或是其他方法）進行調理，使陰陽恢復到平衡狀態，以保身體康安。

必要時，給自己找個中醫看看

當陰陽失衡的量積累到一定程度的時候，就會發生質變，於是疾病就會出現。因此，當陰陽失衡時，有必要給自己找個中醫做診斷，並且幫助自己對身體進行調理，以預防疾病，尤其是大病的發生。

《黃帝內經．素問．生氣通天論》說：「陰平陽秘，精神乃治。」這句話的意思是說，陰氣平和，陽氣密藏，精神才會旺盛。如果陰陽雙方的動態平衡遭到破壞，人就會生病，如糖尿病、高血壓、癌症等疾患都和陰陽失衡脫不了關係。

對於輕度陰陽失衡，患者可以通過飲食、運動等方法來調養精、氣、神，使陰陽恢復平衡。若是通過長時間的調理，某種不適症狀經久不去，或者陰陽失衡已經導致疾病，則有必要給自己找個中醫。

為什麼一定要找中醫呢？可能很多人都有過這樣的經驗，有時候身體出現不適症狀，去醫院找西醫檢查，片子沒少拍，科室沒少跑，可檢查結果差不多：沒什麼大病，回去注意休息。

儘管患者對這個檢查結果可能很失望，也只能無功而返。

之所以出現這樣的情況，是因為西醫檢查患者是否患病，需要在醫療器材的說明下，給出一個比較明確的診斷指標。若是醫療器材在檢查過程中沒有發現疾病指標，西醫就將告知你無病。

相對於西醫來講，中醫則不然。中醫認為，人患病是陰陽失衡的結果。在陰陽輕度失衡的情況下，患者會出現不適感，但是還未達到病的狀態，這種狀態也就是西醫所說的「慢性疲勞症候群（亞健康）」狀態。這時候若能及時進行調理，就可以預防疾病的發生。但若聽之任之，陰陽失衡加重，就會導致疾病的發生或加重病情。

當陰陽失衡的量積累到一定程度的時候，就會發生質變，於是疾病就出現了。因此，當陰陽失衡時，有必要給自己找個中醫做診斷，並且幫助自己對身體進行調理，以預防疾病，尤其是大病的發生。

在日常生活中，有些人重視自己的進步，重視家人的幸福，但就是對自己的身體不夠重視。身體出現不適感，甚至出現明顯症狀，也未能及時請中醫進行調理，結果導致陰陽失衡加重，疾病發展惡化，危及生命，這實在讓人感到惋惜。

陳教授是內蒙古一所大學裡非常受學生喜愛的學者，也是學校的業務幹部。此人知識淵博、待人隨和、講課幽默風趣，每堂課幾乎都爆滿。這樣一個受人尊敬的人，有一天卻被檢查出癌症，患病後不到兩年就去世了。

其實，陳教授在查出癌症之前的很長一段時間內，身體就已經發出了警告。比如他在上課的時候，經常大汗淋漓，身體莫名出現疼痛，很容易感到疲勞，還有頻尿、尿痛的症狀。

這些身體症狀的出現，表明其身體陰陽已經不平衡，若能及時找中醫對症調理，也許就不會有後來悲劇的發生。

當然，中醫對患者進行調理，並不是通過某個千金奇方來達到藥到病除的效果。所以，在找中醫為自己診病的過程中，患者千萬不要相信所謂的「神藥」與「神醫」。中醫也是根據其陰陽失衡症狀，找到陰陽失衡點，對症進行調理。陰陽失衡，中醫不僅要給病人開藥，還要引導病人改變生活方式，幫助患者恢復身體健康。因此，當身體出現不適感，自行調理而沒有減退跡象的時候，一定要找個中醫看一下，以便對症治療，預防疾病的發生。

要相信醫師，更要相信自己

如果說治病是醫師的事，扶持正氣則是自己的事。要遠離疾病，就需要醫患之間的相互配合，醫師為患者祛邪，患者則通過一系列的調理手段進行扶正。為此，我們在相信醫師的同時，更要相信自己。

患病後，醫師會通過一系列因勢利導的調理方法，將侵害身體的物質消除，這是中醫所說的祛邪。比如發汗法、解毒抗癌法、瀉下通便法都是祛除病邪常用的方法。

祛邪的同時還要扶正。人之所以會患病，根本原因為陰陽失調，正氣虛衰，邪氣占據主導地位。只有正氣充沛，人體才有抗病能力，疾病才會減少或不發生；若正氣不足，疾病就會發生和發展。因此，若要徹底遠離疾病，有一個健康的身體，就需要扶正。如果說治病是醫師的事，扶持正氣則是自己的事。若希望真正遠離疾病，就需要醫患之間的相互配合，醫生為患者祛邪，患者則通過一系列的調理手段進行扶正。為此，我們在相信醫師的同時，更要相信自己。

扶正要把握兩點，第一點是未病先防，第二點是已病防變。任何疾病的發生都是從「未病」

到「已病」，從未成形到已成形。如果能在疾病未成形的階段進行干預，就可以預防多種疾病的發生。對此，《黃帝內經．素問．四氣調神大論》寫道：「是故聖人不治已病，治未病，不治已亂，治未亂，此之謂也。夫病已成而後藥之，亂已成而後治之，譬猶渴而穿井，鬭而鑄錐，不亦晚乎？」意思是說，高明的醫師治病，都是在病情還沒有發展到某種狀況時，就已經能掌握病情，並及時給予治療，進而預防疾病的發生。

未病先防，不妨練習氣功。

33歲的劉女士是一家企業的專案經理，平時雖然工作很忙，但是身體素質一向很好。可是自從生完孩子後，總是覺得很疲倦，吃飯沒胃口，精神緊張焦躁，經常失眠，氣色也不好，她一直懷疑自己得了什麼病。於是，在丈夫的陪同下去醫院檢查，可醫院檢查結果卻一切正常。偶然一次機會，她結識了一位對氣功情有獨鍾並且頗有研究的長者，於是便追隨長者用氣功調養身體。調養半年後，身體不適症狀消除，身體的抵抗能力也明顯增強。

氣功是中醫治未病的重要方法之一，是一種身心兼養的自我保健方法。通過調身、調息、調心，外練筋、骨、皮，內練精、氣、神，使經絡通暢，正氣充盈，改善身體的健康狀況，預防疾病發生。

氣功有靜功和動功之分，但無論是動還是靜，都需要在調息、調身、調心上下工夫。調息就是自覺控制呼吸，其基本要求是「細、靜、勻、長」，逐步達到無聲無息。在練習的過程中，我們先深呼吸，然後再慢慢將氣吐出，經過長時間的練習之後，就可以達到無聲無息的境界，此種方法也就是中醫所說的「吐納法」。

調身就是自覺地控制身體姿勢和動作，一般分行、立、坐、臥、做。不管是何種姿勢，都以舒適放鬆為宜，不要太過拘束。在調身的過程中可配合腹式呼吸，以達到行氣血、舒筋骨之功效。

調心即自覺地控制意識活動，做到「清心寡欲」，排除雜念，達到「入靜」狀態。在練習氣功的過程中，必須去雜念，意守丹田，以使其發揮功效。

接下來我們再談已病防變的自我調理法。如果已經患病，表明身體中的正氣已經比較虛，在這種情況之下，調理脾胃則為第一要務。《黃帝內經·素問·靈蘭秘典論》說：「脾胃者，倉廩之官。」金元時代著名的醫家李杲在其《脾胃論》中提出「內傷脾胃，百病由生」的觀點。

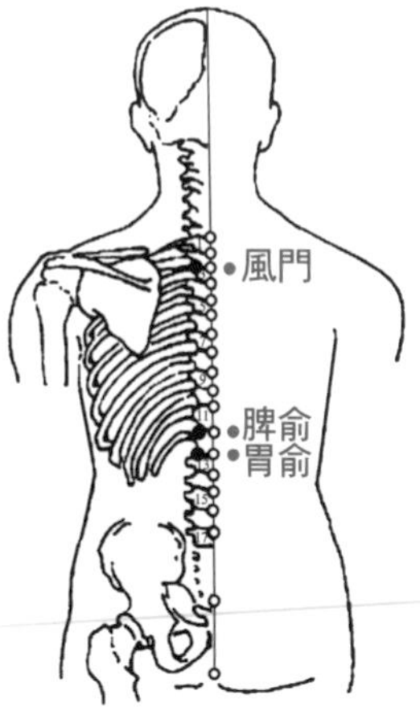

2-2 脾俞、胃俞

只有將脾胃調理好，氣血才會充足，陰陽才能趨於平衡。調理脾胃可以按摩脾俞、胃俞兩大穴位（見圖2-2），用拇指對這兩個穴位按揉1～3分鐘，並持續按揉，能健脾和胃，改善食欲，增加消化系統功能。

在持續對脾俞、胃俞進行按揉的同時，還應注意控制好自己的情緒。人有喜、怒、悲、

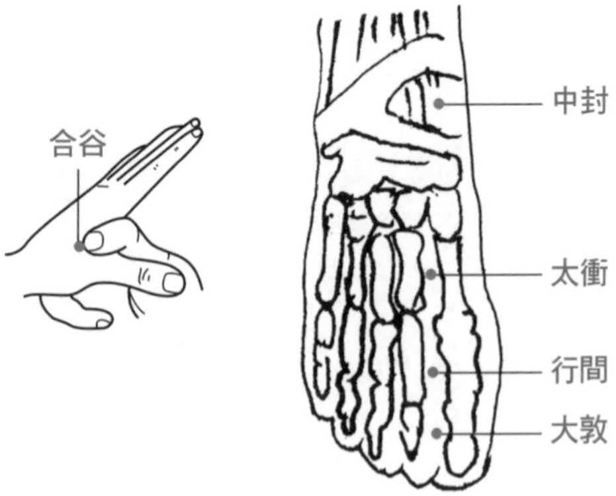

2-3　合谷穴與太衝穴

思、恐五志，五志與五臟是相互對應的。五臟與五志的對應關係是：心主喜、肝主怒、肺主悲、腎主恐、脾主思。不管是何種情緒，只要過度都會傷及臟腑，影響疾病康復。如果情緒不好，心情難以平靜，可以用拇指指腹按揉手上的合谷穴和足背的太衝穴（見圖2-3），每次3～5分鐘為宜。

未病先防，病中調理，病後還應防復，也就是在疾病治好後防止復發。病後之人身體一般較為虛弱，還應從飲食和生活習慣等方面進行調理，以防止疾病復發。

陰虛陽盛，火氣上身免不了

人體陰陽相互制約，呈現平衡之態，則身體健康、精神矍鑠；若是陰虛，陽氣相對亢奮，就會化火。火熱之邪具有炎熱、升騰等特性，在陰虛陽盛時，患者會出現明顯的「上火」症狀。

陰虛指的是體內津液精血等陰液虧少。在正常情況下，陰陽平衡，陰陽之間可以相互為用、相互制約。但若陰液物質相對不足，陽氣就會亢奮，過於亢奮的陽氣就會化火。舉個例子來說，春天的時候，陽光和煦，萬物萌生，是一個充滿活力的季節。到了夏天，自然界中的陽氣逐漸增強，暑熱之邪易興風作亂，導致人流鼻血、中暑等。在這種情況下，陽氣已經化火。

人體陰陽相互制約，呈現平衡之態，則身體健康、精神矍鑠，若是陰虛，陽氣相對亢奮，就會化火。火熱之邪具有炎熱、升騰等特性，在陰虛陽盛時，患者會出現明顯的症狀，諸如牙痛、咽喉乾痛、眼睛乾澀、流鼻血等症狀。

當然，這些都是一些表象特徵，還會有其他症狀，比如肺火可能有咯血、咳嗽、黃痰等症狀，心火可能會有心煩意亂、胸悶等症狀，胃火可能有胃痛、大便乾等症狀，腎火可能會有頭暈、目眩、耳鳴、耳聾、牙齒鬆動或疼痛等症狀，肝火則會有煩躁、失眠、乳房脹痛等症狀。

上火，就要滋陰清熱。該如何去掉身體裡面過多的火氣呢？有的朋友笑著說喝涼茶，可喝涼茶並不是去火的最佳辦法，因為涼茶是用中藥製成清熱去火的降暑飲品，並不是人人都適宜的，比如孕婦、兒童、老年人以及女性在月經期間就不適合飲用。這是因為涼茶性寒涼，易傷及脾胃，出現消化不良、厭食、腹痛、腹瀉、咳嗽等症。

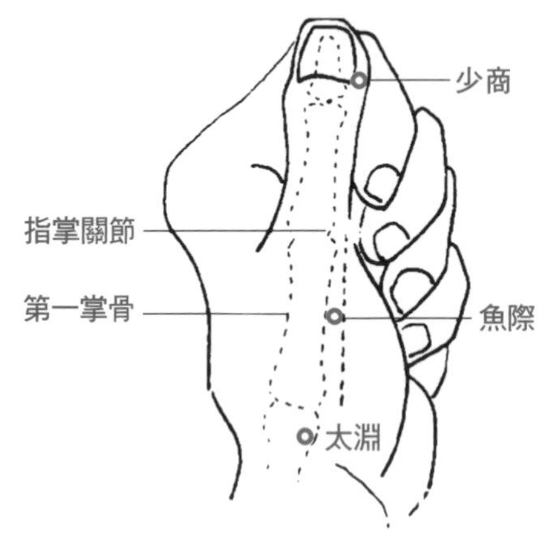

2-4　魚際穴

上火尤其是出現咽喉疼痛的症狀時，可對魚際穴進行按摩。魚際穴在手掌拇指根部，由於肌肉明顯突起，形狀如魚，故中醫把這個部位稱為魚際（見圖2-4）。對魚際進行按摩，能增強肺功能，對於上火導致的咽喉疼痛、乾燥等症狀均有較佳的改善作用，還可預防感冒。

按摩魚際穴可以採用以下方法：將左右兩手的魚際穴相對，然後來回揉搓2～3分鐘。在揉搓的過程中，穴位所在處會有明顯的熱感，這表明該部位的血液循環已經加快，上火所導致的咽喉疼痛症狀也會得到好轉。

上火除了可以對魚際穴進行按摩外，也可以採用食療法，可以試試下面的幾個食療方。

每個人的身體中都有一把火，正是因為這把火的存在，生命才能得以存在，健康才能得到有效保證。但若是情緒波動過大、傷風、嗜煙酒以及過食蔥、薑、蒜、辣椒等辛辣之品，貪食羊肉等肥膩之品，以及缺少睡眠等，就易使得身體中的陰液不足，導致這把火越燒越旺。為了預防上火的發生，還應注意養成良好的生活習慣，保持情緒的平和。只有這樣，才能離火遠一點，離健康近一點。

黃瓜奇異果汁

奇異果 30 克、黃瓜 200 克、涼開水 200 毫升、蜂蜜 2 小匙。黃瓜、奇異果洗淨。黃瓜去籽，奇異果去皮，切成小塊。將切成小塊的黃瓜和奇異果一起放入榨汁機，加入涼開水攪拌，倒出，加入蜂蜜，於餐前 1 小時飲用。

雞子湯

雞蛋黃 1 個，百合 30 克，冰糖適量。先用清水洗淨百合，溫水浸泡一夜，浸泡好之後，用清水沖洗一下，然後另加清水 400 毫升，煎至 200 毫升，去渣。再加入雞蛋黃攪勻，加冰糖煎至 100 毫升，溫服，每日 2 次。

小兒是稚陰稚陽之體，易寒易熱不為奇

小兒為稚陰稚陽之體，氣血未充，身體的抵抗能力較弱，因此容易患病。小兒偶爾患病，家長也沒有必要心急如焚。小兒受邪之後，治療應該清涼與溫陽並重。

古人將小兒的體質特徵概括為「稚陰稚陽」。其中「稚」我們可以將其理解為稚嫩、不成熟。「陽」也就是臟腑器官的功能活動，「陰」則為精、血、津液等有形物質。稚陰稚陽指的就是小兒體質除了生機蓬勃、發育迅速之外，還存在臟腑嬌嫩、形氣未充的一面。因為小兒臟腑嬌嫩，氣血未充，所以小兒疾病具有「易虛易實，易寒易熱」的病理特點。

什麼是「易虛易實，易寒易熱」呢？「易虛易實」的意思是小兒一旦發病，在正邪二氣相互較量的過程中，邪氣往往會戰勝正氣，占據主導地位，這種情況我們就說邪氣實而正氣虛。

小兒患病大多數都有熱的表徵，這是因為外邪或者飲食皆可化火，因此小兒患病大多會有熱的體徵。宋代醫家錢乙在《小兒藥證直訣》中認為，小兒肺胃嬌弱，最易從口鼻感受病邪而

患熱病。清代醫家葉桂的《幼科要略》也認為小兒「所患熱病最多」。但是這種熱具有易變性，這是因為小兒身體的調節功能差。小兒患病，雖然熱的體徵明顯，但是因為「稚陽未充」，發病時也容易出現陽衰的寒證。如小兒肺炎，發病初期會出現發熱、咳嗽等實證，但是如果治療不及時，病情加重，小兒就會出現面白肢冷、唇紫、心悸等虛寒之症。

小兒為稚陰稚陽之體，氣血未充，身體的抵抗能力比較弱，因此易患病。小兒偶爾患病，家長也沒有必要心急如焚。小兒受邪之後，邪氣容易囂張，治療應該清涼與溫陽並重，才有助於滋陰潛陽，使陰陽趨於平衡。

小兒陰陽都相對不足，正氣較虛，邪氣易趁機侵犯導致小兒患病，因此，家長要做好日常護理工作，注重餵養。預防小兒疾病，重在調節氣機、因勢利導，而脾胃是氣機升降之樞紐，因此注意餵養有助於養護脾胃之氣，對於預防小兒疾病的發生、保證小兒健康成長具有重要意義。

餵養小兒，最好用母乳。中醫認為「乳為血化美如餳（糖稀）」，所以歷來都主張餵母乳。若是單從熱量上來講，母乳和牛奶是旗鼓相當的。但是進入小兒體內後，母乳更易於消化，不會給小兒脾胃造成太大的壓力。相對於牛奶而言，餵母乳具有諸多的潛在優勢。

母乳含有分解和緩、容易消化的天然乳糖，其含量遠遠高於牛奶。母乳中的天然乳糖對小兒的大腦發育起著舉足輕重的作用，同時它還有助於促進礦物質的吸收，尤其是鈣。相對於母乳來講，牛奶則不具備這一優勢。

母乳中還含有有助於促進大腦和神經系統發育，以及維他命D生成的天然膽固醇，這點也是牛奶所不能企及。此外，母乳中還含有多種有助於小兒生長發育的營養物質。除了持續餵母乳外，還應掌握餵養的原則，以防傷及脾胃，影響小兒身體的陰陽平衡，導致小兒患病。

張女士中年得子，在餵養孩子時總擔心孩子吃不飽。早上給孩子沖了滿滿的一大杯牛奶，讓孩子一口氣喝完。喝完後又沖了一瓶，孩子喝了半瓶後，終於喝不下了。剩下的半瓶牛奶她就放在陽臺上，過了2小時後，再拿過來餵孩子。

小兒總是吃得過飽，為了消化過多的食物，消化道長期處於興奮狀態，而大腦則長期處於抑制狀態。如果這種狀況長時間得不到控制，勢必會對小兒的大腦造成損傷，影響小兒的智力發育。此外，如果小兒總是吃得過多，還會患上肥胖症。

餵養小兒是一件嚴肅的事情，能否科學地調配飲食不僅關係到身心健康，也關乎其智力發育。有的孩子長大後體弱多病，智力水準不高，家長的餵養方式也是原因之一。為此，每一位家長都應掌握科學的餵養知識。

餵養孩子時，家長要把握兩點，第一就是飲食不可過飽。有些家長生怕孩子長不高，不管孩子能否承受，餵養過度，脾胃功能失調，孩子易發胖。宋代楊士瀛在《仁齋直指》中記載：「肥人氣虛生寒，寒生濕，濕生痰……故肥人多寒濕。」胖多痰濕，痰濕之邪會進一步擾亂脾胃功能，使胖人更胖。此外，痰濕損傷脾胃，還會導致小兒患上厭食、泄瀉、積滯、疳證等消化系統疾病。平常我們都說「千金難買老來瘦」，其實不僅僅是老人瘦一點好，孩子也應該瘦一點。第二就是不要讓小兒食用寒涼食物，因為寒涼食物也易傷脾胃，家長必須要重視。

第三章

生活中隱藏的滋陰補陽「方」

把滋陰補陽安排到生活中

生活中有諸多滋陰補陽方，如鮮甜濃郁的湯飲，色香味俱全的菜餚……我們在享受生活的同時，還能為健康加分，可謂一舉兩得。為此我們不妨將滋陰補陽安排到日常生活中，使身體中的陰陽保持一種相對平衡，讓健康無憂。

每天「優化」生活一點點，日久能成「金剛體」

日常的作息、飲食有規律，才能減緩身心壓力，優化生活，保持身體中的陰陽平衡，健康也才能得到有效保證。所以從小處著手優化生活是陰陽能否趨於平衡至關重要的一步。

人為什麼會陰陽失衡呢？這是因為你的生活失衡了。天地萬物都講究平衡，自然界講究生態平衡，身體健康講究陰陽平衡，生活自然也講究平衡。其中的任何一個平衡被打破，整體系統都會出現問題。

人們最容易被打破的就是生活上的平衡，家庭瑣事、工作壓力、不知節制的自我欲望、複雜的人際關係，經常會將一個人弄得身心疲憊。

身心疲憊，氣血運行受擾，陰陽平衡因此被打破。人體失去陰陽平衡，就會出現各種病態和不適。比如頭痛、眼睛乾澀、失眠多夢、盜汗、咳嗽等都是陰陽失調的結果。

生活失衡，陰陽平衡被打破，除了會導致人患病外，還會加快衰老的步伐。《黃帝內經・素問．上古天真論》說：「今時之人不然也，以酒為漿，以妄為常，醉以入房，以欲竭其精，以耗散其真，不知持滿，不時禦神，務快其心，逆於生樂，起居無節，故半百而衰也。」意思是現在的人將酒當成瓊漿玉液，飲酒無度；醉酒行房，而使陰精竭絕；因滿足嗜好而使真氣耗散；不知謹慎地保持精氣的充滿，不善於統禦精神，而專求心志的一時之快，違逆人生樂趣，起居作息沒有規律可言，所以到半百之年就衰老了。

要如何預防上述情況的發生呢？可以從優化生活開始，使日常的作息、飲食等變得有規律，減緩身心壓力，保持身體中的陰陽平衡，健康才能得到有效的保證。因此，優化生活是陰陽能否趨於平衡至關重要的一步。對此，我們莫要輕視。只有從小處著手，才能收穫大健康。

優化生活我們不妨從以下幾個方面著手進行。

（一）閒暇時間叩齒吞津。劉墉有一本書叫《我不是教你詐》，這裡我也想對大家說，我不是叫你不努力工作，而是讓你掌控好自己的閒暇時間。

在閒暇時不妨常叩齒吞津。叩齒法，就是用上、下牙齒有節奏地反覆相互叩擊，是一種俗稱「叩天鐘」的自我保健法。經常叩齒能強腎固精、平衡陰陽、疏通局部氣血運行和保持經絡暢通。宋朝大詩人蘇東坡便深諳叩齒的養生之道。他曾說：「一過半夜，披上上衣面朝東南，盤腿而坐，叩齒三十六下，當會神清氣爽。」而清朝的乾隆皇帝也善於用叩齒法進行養生保健。

叩齒的方法為：早晨醒來，先不要說話，而是要寧心靜氣，摒除心中一切雜念，全身放鬆。然後口唇微閉，閉上眼睛，使上下牙齒有節奏地互相叩擊。叩擊時只要能聽見聲響即可，力道不要過大，以防損傷牙齒。如果是初次叩擊，每次叩擊以20下為宜。此後，可逐漸增強叩擊力道和次數。

再說吞津法，中醫把人體分泌的唾液叫做「津」，養生學家把唾液稱之為「金津玉液」，將其同精、血一樣視為生命的物質基礎。唾液屬陰，因此吞津法有助於灌溉五臟六腑，滋陰降火，生津補腎。津咽下，在心化血，在肝明目，在脾養神，在肺助氣，在腎生精。正因為津液有以上諸多作用，經常練習吞津法有助於平衡陰陽，預防疾病的發生。

藥王孫思邈在名著《備急千金要方》中記載了這樣一個故事：三國時期曹操問皇甫隆，你能活到百歲，還神清氣爽、耳聰目明、體力不衰，是何原因？皇甫隆回答說，我活到百歲身體還如此康健並沒有什麼稀奇，道人蒯京活到一百七十八歲身體依然還很硬朗，靠的就是每天清晨叩齒和吞津。

不難看出，除了叩齒法，吞津法也是平衡陰陽、養生保健的重要訣竅。吞津的具體方法如下：用舌頭在口腔內攪拌，使津液上升至口腔，通過唾液腺變為唾液，再徐徐咽下，下嚥的時候最好意守丹田。

（二）**用靜坐清潔心靈**。人只要活著就難免有壓力，在重重的壓力之下，陰陽平衡就容易被打破。如金元名醫朱震亨在《格致餘論》中說：「心動則相火亦動，動則精自走……所以聖賢只是教人收心養心，其旨深矣。」意思是，人的淫心欲念如果妄動，則腎中相火煽動，相火動則精可自洩。因此，我們要收心養性，以保陰陽平衡。

壓力是客觀的存在，我們不能讓其遁形，但是卻可以給自己減壓。你若是感覺很累，身心都很疲憊，心情總是很壓抑，建議大家靜坐。靜坐會使心跳減速，呼吸次數減少，此外還能降低肌肉的緊張程度，對於身心壓力的緩解有所幫助。

靜坐的方法如下：首先找一個安靜的地方，盤腿，閉上眼睛，放鬆身心。同時配合呼吸，儘量用鼻子呼吸。呼吸要平穩，不快不慢，每次以10分鐘為宜。在靜坐的過程當中，若是感覺到頭昏腦漲、胸口憋悶，只要睜開雙眼，停止靜坐就可以了。在靜坐過程中還應摒除一切雜念，只有將心中雜念清空了，才能真正有助於身心的放鬆。

（三）按摩肚臍放鬆內臟。壓力比較大的人，除了可以用靜坐法放鬆身心外，也可以用肚臍按摩法。此方法有助於強氣血、調理內臟、平衡陰陽，對於胃腸疾病的康復也有一定的促進作用。從中醫角度來講，因為肚臍部位離丹田很近，因此按摩肚臍可以發揮增強元氣的作用。具體方法如下：雙手或者單手掌緊貼肚臍，順時針轉圈，反覆按摩1～5分鐘。

除了以上優化生活的方法外，平時我們還應注重改善自己的生活習慣。只有生活習慣得到改善，才會具備健康的資本，上述的優化生活方法才能起效，否則一切都將是徒勞。

熬夜傷陰傷陽，藥膳加上「隨著太陽跑」就能平衡陰陽

熬夜不是好事，會給身體帶來很大的危害。從中醫的角度來講，熬夜容易導致陰虧陽亢，傷陰傷陽，易產生陰虛內熱，或傷陽過度，繼而引發腎陽虛弱等。

在「健康網」上有這樣一個新名詞——「24小時社會（24-hour society）」。意思是現代的都市好像一台24小時不停運轉的大機器，人們夜以繼日地奔波著。那些為了完成工作，為了考試，或為了得到社會認同的人們，熬夜幾乎成為一種常態！凌晨1點、2點……房裡的燈還亮著，案前是一堆資料，電腦螢幕上是一排排文字、資料或圖表……。

從中醫的角度來講，熬夜容易導致陰虧陽亢，傷陰傷陽，易產生陰虛內熱，或傷陽過度，繼而引發腎陽虛弱等。長此以往，身體陰陽失衡，會帶來許多的健康問題，比如嚴重的失眠、腸胃病、心血管疾病、癌症等，甚至還會帶來許多的社會問題，比如夜間疲勞駕駛引起交通事故、夜間打瞌睡引起生產安全事故等。

所以，為了健康長壽，為了美麗漂亮，為了安全，每一個人都要注意早睡早起，不傷陰陽。但是很多人又說了：「我不想加班，可是工作不允許呀！怎麼辦？」這種情況下就要注意熬夜後的調補了！

小張從事技術支援工作，小日子也算是過得津津有味，但是有一點讓他不很滿意，那就是需要加班。一個月當中，幾乎有大半個月都是在熬夜當中度過。

經常熬夜，會使人看上去憔悴很多。小張熬夜的那段時間，妻子為了幫他消除熬夜給身體帶來的不適感，經常給小張煲些可以滋陰清熱，或補陽祛濕的湯羹。比如：蓮子百合瘦肉湯、

蓮子百合瘦肉湯

去心蓮子 20 克、百合 20 克、豬瘦肉 100 克，加水適量同煲，肉熟爛後加鹽調味食用，每日 1 次。蓮子養心安神，清心、去熱；百合入心經，清心除煩，寧心安神；豬瘦肉滋養臟腑，補中益氣。三者配伍，可以滋陰清熱、清心潤肺、益氣安神，對熬夜後失眠、心煩、心悸者適用。

粉葛烏鱧湯

每次用粉葛 250 克，洗淨切成小塊；烏鱧一條，去腮及內臟，加水適量共煲，魚熟後放入薑絲、油、鹽調味，食魚飲湯，每月或隔日 1 次。粉葛具有解肌開陽、除煩止渴的作用；烏鱧有滋陰補陽、補脾益氣等作用。兩者配伍可養陽補氣、舒筋活絡、滋陰清熱，適於過度熬夜後肌肉酸痛、頸肌脹痛者服用。

粉葛烏鯉湯等。這兩道湯菜非常適合經常熬夜的人進補，而且很美味，方法也很簡單。

除了經常給小張煲這樣的湯菜外，她還在網上諮詢一些營養專家，給小張列了一個非常適合他熬夜時食用的食譜。

另外，深綠色葉菜類及豆類植物，富含葉酸、煙酸、維他命B_6、維他命B_{12}的食物，都適合熬夜者食用。

小張因為生活作息不規律，每次專案結束之後，雖然不用熬夜了，但是躺在床上依舊睡不著。有一段時間，天都快亮了，還一點睡意都沒有，最後索性不再躺在床上。起床，穿好衣服，洗漱完畢，出去迎著朝陽跑了一大圈。出了一身汗，身心都感覺舒暢很多。回家後，感到有點疲倦，於是倒在床上，一會兒就安穩地睡著了，而且睡了整整一上午。

中醫自古以來講究「天人合一」的養生理念。在《黃帝內經・素問・生氣通天論》中有「故陽氣者，一日而主外，平旦人氣生，日中而陽氣隆，日西而陽氣已虛，氣門乃閉」一說。這句話就是告訴人們：人體的陽氣，白天運行於外而主司於體表。早晨日出之時，陽氣開始生

清熱健脾、滋陰補氣的食物

西瓜、苦瓜、烏梅、綠豆、黃瓜、蓮藕、茭白筍、番茄、豆腐、鴨肉等。

益陽祛濕的食物

雞蛋、青魚、鯽魚、鰱魚、紅蘿蔔、薏仁、枸杞等。

發；其後，逐漸旺盛，到了中午，陽氣生發到鼎盛階段，最為隆盛；此後，逐漸減弱，到了太陽西下的時候，陽氣逐漸內斂於體內，汗孔也隨著關閉。

由此，我們可以得知，每天陽氣升騰增長的時候是早晨5～7點，所以早上5～7點這個時段是增補陽氣最好的時段。熬夜者，無論夜裡幾點睡覺，若能在早晨5～7點這個時段，或根據季節變化，隨著太陽升起的時間去做戶外運動，就能發揮「掙」陽氣的作用，為身體「充氣」，將熬夜帶來的損失降到最低。

所以，我們要好好利用大自然對人類的陽氣恩賜，抓住「機會」大補陽氣，同樣，也滋補陰氣。因為陰和陽是互根互生的，也就是說陰陽不能分割，補陽氣時有助於滋陰，滋陰氣時也有助於補陽氣。所以早上迎著太陽跑，我們在增補陽氣的同時也在滋陰，可減輕熬夜對身體的傷害，為健康長壽保駕護航。

最後提醒諸位的是，工作是事業和謀生的需求，健康則是身體的本錢，兩者都很重要，為了保持身體的陰陽平衡，為了身體健康，建議大家儘量不熬夜，規律作息，才是滋陰補陽的好「藥」！

天天做好兩件事——早薑晚蜜，滋陰補陽

生薑性熱，食用的目的是生發體內陽氣。早上太陽初升，此時食用生薑可助陽氣生發，有益於補陽；傍晚之後，陽氣潛藏，陰氣占據主導地位。因此，晚上不宜食薑，而要改食蜂蜜，以達到滋陰的目的。

生薑是生活中不可缺少的調味料，除用作調味料外，還可用於藥療。生薑性熱，因此食用可生發體內陽氣，祛除寒邪，「宣通諸脈」，促進氣血運行，最終使身體達到陰陽平衡、營衛調和、氣血通暢的狀態。

此外，食用生薑還可以加速血液流動，促使排汗，帶走體內多餘的熱量，發揮排毒養顏、延年益壽的作用。對於生薑的保健功效，歷史上有一個相關記載：

據說，蘇東坡在錢塘擔任太守時，曾經遊覽淨慈寺。淨慈寺的住持雖然已經八十高齡，卻鶴髮童顏、精神矍鑠。為此，蘇東坡感到很好奇，便向住持請教養生長壽之

道。住持告訴蘇東坡，之所以能如此長壽，全是生薑的功勞。原來，這住持有一個習慣，那就是每天用連皮嫩薑切片，溫水泡服。

生薑味辛，性微溫，入肺、脾、胃經，有解表散寒、溫中止嘔、化痰止咳、去痰祛寒、補氣平喘的作用。《論語》中有「不撤薑食」的說法，民間則廣泛流傳「冬吃蘿蔔夏吃薑，不用大夫開藥方」的俗語。

食用生薑能否發揮保健養生的功效，有一點非常關鍵，即服用時間的選擇。對於什麼時候食薑最好，民間也有這樣一句俗語：「早吃薑，補藥湯；午吃薑，癆病戕；晚吃薑，見閻王。」從這句俗語當中不難看出，早上食用生薑是比較適宜的。

生薑性微溫，食用後可以促進消化、振奮陽氣。而早上正是自然界陽氣生發的時間，此時適當吃點生薑有助於身體中的陽氣與自然界中的陽氣相應，順利地得到生發，為一天的工作生活提供充足的能量。此外，早上食用生薑還有助於啟動胃經的功能，幫助消化。

生薑可以早上吃，但是中午和晚上就不宜食用。中午是一天當中陽氣最足的時候，在這段時間內身體本身就比較熱，若再食用生薑，無疑會使得內熱加重，從而導致上火，破壞身體中的陰陽平衡，對肺的損傷尤為嚴重。

晚上，陽氣收斂，陰氣占據主導地位，若是晚上食薑，使陽氣不能有效收斂，進而導致人處於興奮狀態，易患失眠症。時間一長，臟腑功能紊亂，內火加重，對心、肺、腎都會造成損傷。

晚上不宜食薑還有一個重要的原因，即有些人結束了一天忙碌的工作後，都喜歡在晚上喝點酒，放鬆一下心情。酒性熱，若是再食薑，薑就會借助酒的力量入侵臟腑，嚴重損害臟腑健康。

早上如何吃薑比較穩妥呢？將生薑刮去皮，洗淨，每天切一兩片。先喝一杯溫開水，然後將薑片放到嘴裡慢慢咀嚼，咀嚼十幾分鐘後，將薑片咽下去，生薑的辛辣之味就可以由口腔滲透到腸胃，發揮補陽氣、健腸胃之功。

食用生薑的目的是為了生發體內陽氣，早上太陽初升，食用生薑可助陽氣生發，有助於養陽；傍晚之後，陽氣潛藏，陰氣占據主導地位，這時候我們準備休息。因此，晚上不宜食薑，而要改食蜂蜜，以達到滋陰的目的。

對於蜂蜜的食療功效，《神農本草經》中說蜂蜜「安五臟，益氣補中，止痛解毒，除百病，和百藥，久服輕身延年」。這句話的意思為，蜂蜜可使五臟所主管的情志各安其位，即神歸心、魂歸肝、魄歸肺、意歸脾、志藏腎，還有益氣補虛、解毒止痛、調和百藥除百病的功效。因此，適當食用蜂蜜可去疾病、保健康。

劉小姐是一名文字工作者，因為平時需要處理的事情很多，每天都把自己搞得筋疲力盡。有一段時間，加班熬夜了將近1週。從此睡眠品質急劇下降。晚上躺在床上輾轉反側，很難入睡。後來，她逐漸使自己的生活變得有規律，注意飲食，持續運動。每晚臨睡前還會喝上一杯蜂蜜水，維持了2個月，失眠狀況得到明顯改善。

晚上之所以難以入睡，是因為陽氣還處於亢奮狀態，不能很好地潛藏到陰經之中。蜂蜜有滋陰安神的功效，因此臨睡前適當食用蜂蜜，能使人安然入睡。晚上臨睡前，可將蜂蜜與酸棗仁配伍，為自己或者家人沖一杯酸棗仁蜂蜜水，可發揮養心安神、助睡眠的作用。

食用生薑時應注意其性熱，陰虛陽亢的人不適宜食用。食用生薑以每次10克為宜，若是食用過多會導致上火，加重內熱。蜂蜜雖然是一種大眾飲品，但是也有一些禁忌。據《本草綱目》記載：蜂蜜不能與生蔥、萵苣同吃，否則易致腹瀉；食蜜後，不能吃鹹魚。1歲以下小兒不宜食用蜂蜜。食用蜂蜜以每次25～50克為宜，不能用滾燙的開水沖服，一般水溫在40度左右。

酸棗仁蜂蜜水

酸棗仁 15 克，蜂蜜 90 克。將酸棗仁放入杯中，加入適量開水，攪拌，待其變溫後，調入蜂蜜，攪拌均勻即可飲用。每晚 1 劑。

生活中諸「邪」較多，凡傷陰陽的都要迴避

六邪之中寒與濕為陰邪，易損傷人的陽氣；風、暑、燥、火為陽邪，易損傷人的陰氣。不管是陰邪還是陽邪，都可擾亂人體陰陽平衡。但因為我們的身體有一定的調節功能，所以多數時間身體還是處於健康狀態。

關愛身體，就應迴避傷害陰陽的各種邪氣。在日常生活當中，傷害陰陽的邪氣無處不在，如自然界中的六淫——風、寒、暑、濕、燥、火——在正常情況下稱為六氣，是自然界六種不同的氣候變化。正常的六氣不易致病，但當氣候變化異常，六氣太過或不及，或者人體正氣不足、抵抗力下降的時候，六氣就會使人患病，這時的六氣就成了六淫。這裡的「淫」是太過和浸淫之意，由於六淫是不正之氣，所發又稱其為「六邪」。

對此，《黃帝內經．素問．上古天真論》中說：「虛邪賊風，避之有時，恬淡虛無，真氣從之，精神內守，病安從來？」這句話的意思為，只要及時躲避六淫外邪，保持精神安寧，為人處世做到恬淡虛無，又怎麼會生病呢？

除了自然界中的六淫容易使人患病外，雜訊、環境污染、勞逸損傷、不良情緒等都會導致陰陽失衡，氣血虧虛，從而使人出現一系列的病理反應。一般來講，只要我們學會規避上述致病因素，抑或採取適當防衛措施，則可避免陰陽平衡遭到破壞。

那麼，如何避外邪以防陰陽平衡遭到破壞呢？

（一）避六淫。避外邪，首先要避自然界中的六淫。避六淫應避風口，不涉水，避免雨淋，天冷的時候要及時添衣。暑熱襲來時，不要在太陽下曝曬，以防中暑，此外，還可以吃些清涼的食物，以達到降暑目的。

（二）保持情緒平和。不良的情緒會擾亂氣血運行，使身體中的陰陽平衡被打亂，導致多種疾病。對於七情的危害，《黃帝內經．素問．舉痛論》中說：「怒則氣上，喜則氣緩，悲則氣消，恐則氣下，寒則氣收，炅則氣泄，驚則氣亂，勞則氣耗，思則氣結。」這句話的意思為，大怒使氣向上逆行，大喜使氣渙散，大悲使氣消損，大恐使氣下沉，大驚使氣紊亂，過度思慮則會導致氣結。不良情緒對健康的危害不可小視，因此在日常生活中應保持情緒平和。

若是出現了不良情緒，並且這種不良情緒持續時間比較長，可以用以下兩種方法對其進行調攝。①疏導法。若是出現了不良情緒，最好不要悶在心裡，而是要把其宣散出去。在日常生活中，我們可以多交一些朋友，擴大自己的交際圈，建立良好的人際關係，這有助於調節心情。②五臟情志制約法。五臟之間是相生相剋的，而七情與五臟相應，為此五臟之間所對應的情志也是相互克制的。《黃帝內經．素問．陰陽應象大論》曾指出：「怒傷肝，悲勝怒」；「喜傷心，恐勝喜」；「思傷脾，怒勝思」；「憂傷肺，喜勝憂」；「恐傷腎，思勝恐」。

運用情志相克的方法，對於調攝持續性不良情緒有較好的效果，因此，可以將其作為調攝情緒之用。

（三）**飲食要適當**。單一的食物不可能滿足人體對營養的需求，飲食應多樣化。此外，飲食過飽和過飢都將造成不良後果。所以，飲食必須有節，講究營養科學。此外，還應注意飲食不要過於寒涼、辛辣，這會傷及陰陽，不利於身體健康。

在日常生活中，除了要注意規避以上傷及陰陽的外邪外，還應注意勞逸適當，加強運動，避免刀傷、蟲獸所傷等外傷。若是先天體質較弱，還應注意對身體進行調理，以使正氣充足，預防疾病的發生。

防病治病，從陰陽著手，調整陰陽，「補其不足，損其有餘」，才能達到治癒疾病、恢復身體健康的目的。

學學風水師，打造最佳的陰陽平衡環境

人和自然界是一個統一的整體，因此我們的生活環境也會對人體陰陽平衡產生一定的影響。若是周邊的生活環境又髒又亂，濁氣、濁水……這些有毒的東西就會破壞人體陰陽，導致疾病。

陰陽不僅和人的身體健康息息相關，也滲透到人們生活當中的各方面。要保持身體中的陰陽平衡，進而達到益壽延年、強身健體的目的，就要為自己和家人打造一個陰陽平衡的環境。打造最佳的陰陽平衡環境，可以從居住環境和人文環境兩方面入手。

居住環境有大環境和小環境之分，大環境指的是我們生活周邊的環境，小環境指的就是我們的居住之所。人和自然界是一個統一的整體，生活環境也會對人體陰陽平衡產生一定的影響。若是周邊環境又髒又亂，充斥濁氣、濁水這些有毒的東西，就會導致疾病。因此，我們在選擇居住環境的時候，一定要選擇環境優美、乾淨整潔、空氣新鮮的地方。《易經》認為，人與天地是相應的，自然環境好有助於激發身體的潛在能力，為健康護航。

每個人都應重視居室的打造，因為居室不僅是我們安身立命之地，也是記錄你生活點點滴滴的家園。居室的打造首先要重視色彩的搭配，但色彩和保持陰陽平衡又有什麼關聯呢？

一般來說，凡是溫熱、明亮的都為陽，而陰暗、寒冷的都為陰。色彩的陰陽之別會對人的心理產生一定的影響，比如柔和的顏色有助於使人保持心情平和，而晦暗的顏色則容易使人陷入悲觀。因此，在佈置居室的時候，不妨在顏色的選擇上費點心思。

臥室最好以粉紅色和淡櫻桃紅色為主色調。深黃色、橘黃色和棕色以及淡藍色則不宜。這幾種顏色刺激性比較強，不利於保持心態的平和。紅色也不適宜作為臥室顏色。研究發現紅色會加速血液循環和升高血壓，所以臥室內應儘量避免使用紅色。

打造居室，除了要注意顏色搭配外，還應注意以下幾點：臥室要做到白晝陽光充分，不奪目最好，晚上燈光不要過於刺目，有助於保持心情舒暢。心情舒暢，經絡通暢，氣血運行順暢，自然有助於保持陰陽平衡。反之，心情不舒暢，氣血運行受擾，經絡堵塞，陰陽平衡難以保持，就會滋生多種疾病。

此外，床的擺放不要正對著門或者窗戶，以防風邪趁機而入，破壞身體陰陽平衡。廚房是做飯的地方，濕熱之邪較盛，臥室也不宜正對著廚房。

除了改善居住環境，還應重視人文環境。平時要注意和家庭成員之間保持良好的人際關係，要多關心、理解和愛護家人。只有這樣，才能有一個和睦的家庭。俗話說「家和萬事興」，家庭成員之間相處和睦，就會感覺舒暢，不會為一些家庭瑣事煩憂傷神，否則氣的運行失常，津液、血液等陰液物質也不能正常運行，身體中的陰陽平衡遭到破壞，難免就會患病。

舉個例子來說，當人憤怒的時候，肝中火氣上炎，血隨氣而動，於是肝藏血的功能遭到破壞，在這種情況下患者會出現面赤、氣逆，頭痛、眩暈，甚則吐血或昏厥暈倒等症；當人悲傷的時候，肺氣的宣發功能就會受到影響，這種情況下患者會出現氣短，咳嗽、有痰或無痰、全身乏力、皮膚怕冷等症，嚴重者還會危及生命。

由此可見，心情平和有助於保持陰陽平和，而心情平和往往又取決於家庭的和睦與否。家庭和睦，會促使身體中的陰陽保持平衡，這有助於延年益壽，預防疾病的發生。

湖南省有個老壽星，名叫鐘和聖，110多歲，與養子鐘勉怡住在一起，家裡四代同堂，有近30人，大家相處得非常融洽，村裡人說，他們一大家人的和睦遠近聞名。鐘和聖待人也比較和善，還特別喜歡做好事。家裡人都特別孝敬他，沒什麼事讓他操心。

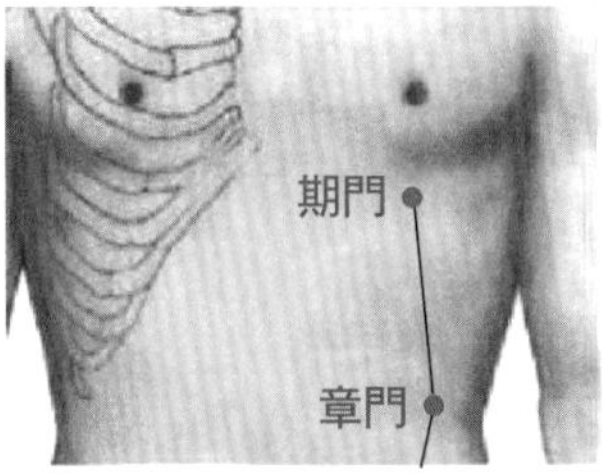

3-1 期門穴

當你因為某件事情而怒火上升的時候，可對期門穴進行按摩。期門穴是肝經最後一個穴位，對這個穴位進行按摩有助於疏通肝經經氣，並能將上升的怒火洩掉，使陰陽恢復平衡。因此，當心中怒火熊熊而起的時候，不妨按摩一下期門穴。千萬不要將自己心中的怒氣對家庭成員進行發洩，否則會發生一系列的連鎖反應，最終使家庭成員也因此而怒火焚身。期門穴位於胸部，乳頭直下，第6肋間隙（見圖3-1）。用拇指對這個穴位進行點按即可，每次點按30次為宜。

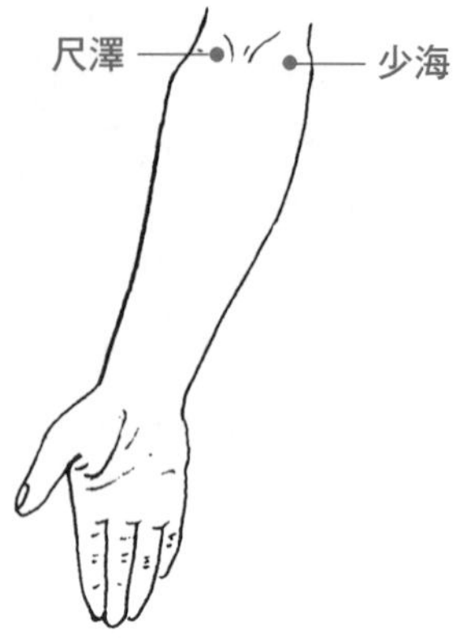

3-2　少海穴

如果將怒火洩掉了，還是感覺悶悶不樂，可接著用拇指對少海穴（見圖3-2）進行按揉，一般按揉2～3分鐘即可。如果有痛感，說明手少陰心經可能堵塞了，一定要持續按揉。少海穴在肘橫紋內側端與肱骨內上髁連線的中點。

一個人幸福不幸福，不在於你有多少錢，而在於你能否有一個幸福的家庭。家庭和睦又取決於人和人之間能不能彼此尊重。當然，對於其中的道理光懂還不夠，還應將其貫徹到日常生活當中，只有這樣才能真正健康，真正幸福。

滋補陰陽要重節律，《黃帝內經》中蘊藏節律養生智慧

在一晝夜當中，陰陽此消彼長，因此，人的各種活動也應與自然保持統一，合理地安排日常作息，這樣才能保持陰陽平衡，使體內的生理時鐘不被打亂。順應自然界陰陽的變化，你會感覺身心舒暢、精力充沛，否則就會漸生疲勞乏力之感，時間長了還會患病。

在廣袤的自然界，陰陽時刻都處於此消彼長的變化當中，人只有順應自然界的陰陽變化進行養生，才能保持身體內外陰陽的協調，使人與自然的步調統一，從而達到預防疾病和延緩衰老的目的。對此，東漢哲學家王充在其《論衡》中寫道：「人本於天，天本於道，道本於自然，順乎自然，即是最上養生之道。」《黃帝內經．靈樞．歲露論》中寫道：「人與天地相參也，與日月相應也。」這句話大意為：自然界是生命的源泉，人體的生長、發育、衰老、死亡都與自然界的變化息息相關。由此可見，人體就是一個小宇宙，只有和天地自然這個大宇宙相適應，順勢而為，才能獲得健康長壽。

順應自然的陰陽變化，就應順應自然的節律變化。我們可以將自然界的節律分為日節律、

月節律和年節律。因為月節律和年節律在後面的講述中會有所提及，所以這裡說一說日節律的養生之道。日節律是指人體一晝夜中陰陽消長、盛衰的情況。

在一晝夜當中，陰陽此消彼長，因此，人的各種活動也應與自然保持統一，合理地安排日常作息，這樣才能保持陰陽平衡，使體內的生理時鐘不被打亂。順應自然界的陰陽變化，你會感覺身心舒暢、精力充沛，否則就會漸生疲勞乏力之感，時間長了還會患病。

趙先生是一名程式設計師，和很多上班族一樣，過著朝九晚五的生活。但只要是忙於專案，他和同事加班到半夜也並不是什麼稀奇事。有時候為了趕專案，甚至還會睡在公司。去年一整年幾乎都是這樣過來的。項目告一段落，公司開慶功宴的時候，他卻病倒了，發燒、腹瀉、咳嗽不止。

家人意識到，若是再不及時進行調理，只會導致身體虧虛進一步加重，也許還會患上疾病。於是，在妻子及其兒女的監督下，趙先生對自己患病的原因進行了認真分析，他發現之所以身體虛，關鍵就是正氣不足，而正氣不足的根本原因則在於他忙於工作，沒有順應自然界的陰陽變化而規範日常的工作和生活。後來，他改變作息習慣，並從飲食、運動等諸多方面進行調整，健康狀況得到了明顯改善。

我們的身體就如同一台運轉的機器，如果你總是使用它，機器的磨損就會加重，當其磨損到了一定程度的時候，機器就將報廢。我們唯一能做的就是順應自然界的陰陽變化，來養好身體，減少磨損，提高生命品質。日節律養生就是很好的養生減損方法。

補骨脂酒

補骨脂 60 克，白酒 500 毫升。將補骨脂用清水沖洗一下，放到準備好的白酒中，密封。1 週後即可飲用，每晚飲一小盅即可。

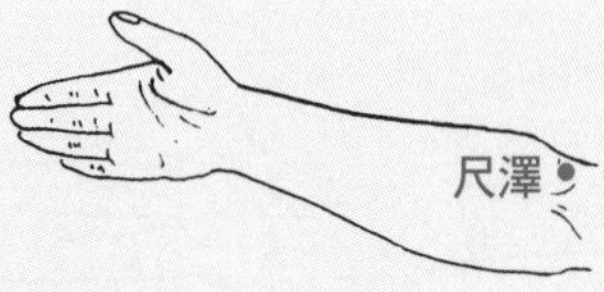

3-3　尺澤穴

日節律養生，我們要把握四個時間段，即《黃帝內經・靈樞・順氣一日分為四時》說：「以一日分為四時，朝則為春，日中為夏，日入為秋，夜半為冬。」「朝」與春氣相應，亦即清晨3點至7點；「日中」與夏氣相應，即上午11點至下午1點；「日入」意為太陽落山的時候，即下午5點至7點；「夜半」即子時，即夜間11點至次日凌晨1點。

從清晨3點開始，陽氣就逐漸開始生發，到7點，陽氣就已經生發起來。在這段時間內，陽氣逐漸從潛伏的陰經中向身體各處擴散，於是身體中的氣血循行加快。如果3點到5點咳嗽或者是不能安然入睡，表明肺經功能虛衰。肺經氣失調，氣的宣發升降功能受到影響，會破壞身體中的陰陽平衡。

如果清晨3點到5點睡不安穩，可以對肺經上的尺澤穴進行按摩。尺澤穴位於肘橫紋中，肱二頭肌腱橈側凹陷處（見圖3-3）。此穴有滋陰潤肺的功效，對這個穴位進行按摩有助於通暢肺經。可用拇指指腹對該穴進行按壓，每次按壓30下為宜。在對穴位進行按壓的過程中，要注意放鬆心情，不要過於憂慮。

清晨5點到7點大腸經最旺。若是大腸經出現問題，在這段時間內患者會出現五更瀉。這是因為大腸經不通，導致身體中的陽氣不能得以順利生發，身體中的陰陽平衡遭到破壞而導致的。對於此種症狀，可以試試補骨脂酒。

補骨脂為豆科植物補骨脂的果實。中醫認為，補骨脂味辛、苦，性溫，有溫腎助陽，納氣平喘的功效。腎中陽氣充足，大腸得到有效溫煦，可以有效改善陽氣不足導致的五更瀉。因此，《本草綱目》說道：「治腎泄，通命門，暖丹田，斂精神。」意思為補骨脂可以有效改善腎陽虛導致的腹瀉，可溫補命門，暖丹田，振奮精神。正因為補骨脂具有補陽的功效，因此，陽虛五更瀉患者可以適當飲用補骨脂酒對身體進行調理。

上午11點至下午1點，陽氣最盛。在這段時間內，應注意養心。養心有助於安神，心神安寧，經絡通暢，陽氣可以順利地上下循行，津液、血等陰液物質可以暢通無阻，自然有助於陰陽平衡。若是午時心神不寧，可以對中衝穴進行按摩。中衝穴是心包經井穴，位於雙手中指尖（見圖3-4），對這個穴位進行按摩可疏通經絡、調和陰陽。如果對右手的中衝穴進行按摩，可以用左手食指和拇指對其進行掐按，每次掐按2～3分鐘，力量以能忍受為宜。

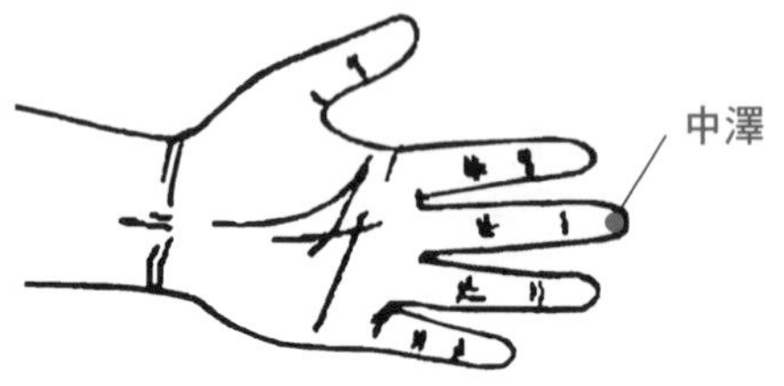

3-4　中衝穴

下午5～7點陽氣已經收斂，陰氣漸盛，這段時間是腎經當令。腎經是維持體內水液平衡的主要經絡，也是調節人體陰陽平衡的重要經絡。在這段時間內可以對腎經的首穴湧泉穴（見圖2-1）進行按摩，能發揮補腎安神、陰陽雙補的作用。

夜間11點至次日凌晨1點為子時，在這段時間內，陰氣達到頂峰，隨後陽氣開始生發。因為這時候陰氣最盛，因此要保持充足的睡眠。否則會影響陰氣的收藏，也會影響陽氣的生發。

保持陰陽平衡，掌握日節律的變化，順應自然界的陰陽變化，規範自己的作息習慣，才是真的為健康著想，為生命護航。

「性福」適度，家庭陰陽才能平衡

在日常生活中，家庭成員之間應恪守家庭陰陽平衡之道，夫妻互敬互愛，尊老愛幼，以求生活幸福圓滿，讓幸福長久。

身體內部的陰陽平衡，與外部的陰陽平衡息息相關，如自然界的陰陽平衡、工作生活上的平衡、家庭成員之間的平衡等。在這些外部因素中，家庭陰陽的平衡對其影響不可小看。陰陽協調才有美好的人生，尤其是對於一個家庭而言，陰陽協調是這個家庭能否穩固的根基。對於夫妻雙方來講，平衡家庭陰陽，就應重視「性福」。這是因為規律而適度的性生活不但有助於增進夫妻感情，維繫夫妻之間的關係，還有助於預防疾病的發生。

因此，晉代醫學家葛洪曾寫道：「人復不可都絕陰陽，陰陽不交，則坐致壅閼之病，故幽閉怨曠，多病而不壽。」意思是說，健康的成年男女如果禁絕性生活，非但不利於身體健康，反而會導致種種疾病，甚至會影響人的壽命。唐代名醫孫思邈在《備急千金要方》中也曾說過：

「男不可無女，女不可無男。無女則意動，意動則神勞，神勞則損壽……。」

周女士今年32歲，她是位非常美麗能幹的女性，但美中不足的是，她經常腰背痛，不時發寒發熱，月經也很紊亂。她為何如此虛弱呢？原來結婚沒多久，她就和丈夫兩地分居，長期沒有性生活，在夫妻感情日漸疏遠的同時，也出現了以上諸多的症狀。

規律的性生活，應根據季節的變化來安排，與自然界的陰陽變化相一致。中醫認為，人體與周圍環境是一整體，自然界有什麼變化，人體也應隨之而變化。因此，隨著季節的改變，房事也應有所不同。若是不隨季節的改變而調整房事，就會打破人體陰陽平衡，不利於氣血運行，影響到人體健康。一般來講，春夏陽氣漸盛，可以適當增加行房次數；秋冬陽氣漸衰，而陰氣逐漸加強，應適當減少行房次數，使腎精不外泄，才能發揮強身健體的功效。

春天的時候，可在農曆每月的14日、15日、16日選一天安排夫妻性生活，之所以要在這三天當中選擇一天是因為這三天是月圓的日子，月圓精滿，比較適合夫妻同房。

夏天的時候，陽氣旺盛，夫妻同房的次數可以相應增加，即除去月圓日之外，可於「上弦」（在農曆每月初八前後）或是「下弦」（農曆每月23日前後）各增加一次。

秋季天氣轉涼，隨著氣溫的降低，萬物逐漸枯萎。在這個季節就應相應收斂精氣，減少性生活的次數，使體內陰陽不至於受到干擾。秋天行房的話，可在每個月的「朔日」（初一）和「望日」（農曆每月15日或16日）進行。

冬天的時候，陽氣潛藏，精也要藏而不瀉，所以冬季要儘量減少行房次數。否則會使陰精不固，破壞人體中的陰陽平衡，到了春天的時候人就容易生病。

雖然四季房事各有不同，但是各個季節都應注意一點，順應節律修身養性，這樣才能安享天年之樂。有的人在根據季節的陰陽變化安排房事的時候，會出現性生活不如意的狀況，如當男性患上陽痿、早洩等疾病的時候，就會影響到性生活的品質。在這種情況下，可以通過穴位按摩外加食療加以調理。下面就說說男性最容易患上的兩種疾病——陽痿及其早洩的應對策略。

治療陽痿，可以刺激商陽穴（見圖 3-5）。刺激該穴具有明顯的強精壯陽之效，可延緩性衰老。可用牙籤對這個穴位反復進行點按，每次點按20～30下為宜。

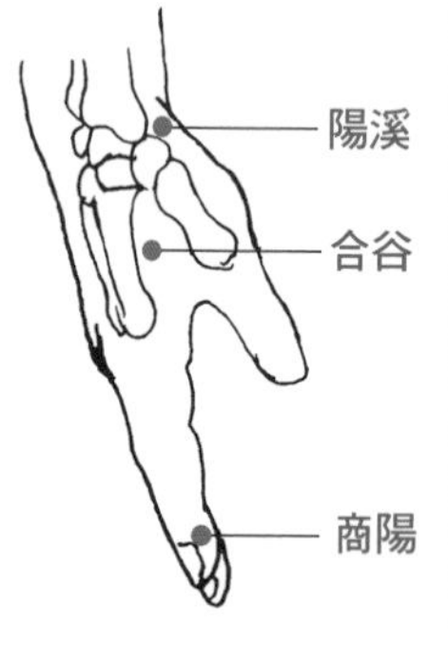

3-5　商陽穴

陽痿患者除了每天持續對商陽穴進行刺激，還可食

麻雀壯陽湯

麻雀 5 隻，陳皮 3 克，料酒、胡椒、花椒、鹽、味精各適量。麻雀宰殺去毛及內臟，洗淨；陳皮洗淨，切片。將陳皮、麻雀放到砂鍋中，加入適量清水，然後再放入料酒、花椒、胡椒、鹽，用旺火煮沸後改文火煨熟加入味精即成。每日 1 次，連服 1 個月。

川斷杜仲煲豬尾

川續斷、杜仲各 15 克，豬尾 1 具，薑、料酒、醬油、鹽各適量。將豬尾去毛洗淨，與川續斷、杜仲一起放到砂鍋中，加水、薑、料酒、醬油，武火煮沸，文火燉至豬尾爛，加鹽少許。食豬尾飲湯，一次服完。每週 1 次，連用 1 個月。

用下面的食療方，以增強療效。

再說早洩如何調理。早洩，可以對關元穴進行按摩。關元穴為元陰、元陽之氣閉藏的門戶，故稱關元穴。關元穴具有培元固本、陰陽雙補之功。因此對其進行按摩，可以有效改善早洩症狀。

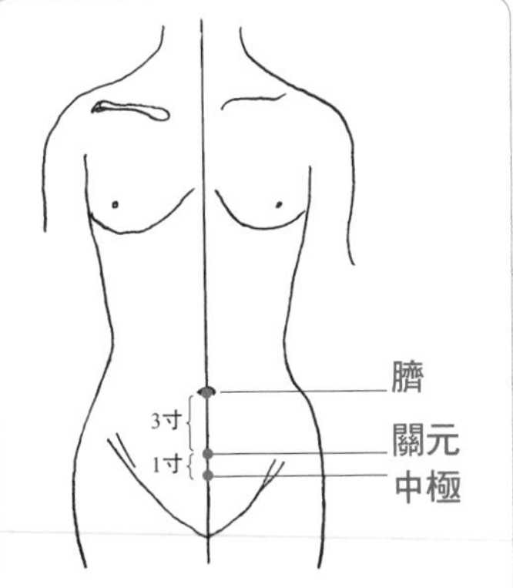

3-6 關元穴

關元穴在臍下3寸（見圖3-6），可先將雙手搓熱，然後用手上的勞宮穴對準關元穴進行按揉。只要長期持續，就可以有效改善早洩症狀。早洩患者也可通過飲食進行調理，可以試試下面的食療方。

中醫中有男為陽、女為陰的說法，對於一個家庭而言，只有男女這對陰陽能夠保持平衡，雙方恩愛，才有利於身體陰陽的平衡和家庭生活的幸福。因此，在日常生活中，夫妻之間應恪守家庭陰陽平衡之道，以求生活幸福圓滿。

溜炒黃花豬腰

豬腰500克，金針花50克，植物油、食鹽、糖、薑、蔥、蒜各適量。豬腰切開，剔去筋膜臊腺，洗淨，切塊；金針花以水泡發，切段。鍋中放入適量植物油，油熱之後放入蔥、薑、蒜，煸炒出香味後，放入切好的豬腰，爆炒。快要炒熟時，放入金針花，快速翻炒一下，加入食鹽、糖調味。

芡實茯苓粥

芡實15克，茯苓10克，白米適量。將芡實、茯苓搗碎，加水適量，煎至軟爛時再加入淘淨的白米，繼續煮爛成粥。1日分頓食用，連吃數日，可補脾益氣。

生命在於運動，但要「動」得有講究，才不傷陰陽

想通過運動來達到強身健體、平衡陰陽、疏通經絡的功效，也需要講究陰陽相配。動得其所，不過累，不傷陰陽，才有助於調和氣血，有益健康。

有一位醫學專家曾說過這樣一句話：「若想不生病，就要管好你的嘴，邁開你的腿。」這裡的「邁開你的腿」就是在告訴我們，想要擁有健康的身體，一定要經常運動。

如果不經常運動，臟腑器官會缺少相應的有益刺激，氣血易滯，經絡容易被堵塞，出現陰陽失衡的症狀，例如身上某個部位酸痛、睡眠品質下降、心情煩躁、渾身乏力……。

氣滯血瘀時間長了，就會損耗身體中的津液，導致患者出現陰陽兩虛的證候，進一步加重陰陽失調的症狀。臨床上腫瘤、癌症、冠心病等都與上述原因有一定的關係。為了擁有健康的身體，每個人都應持續運動。

運動並不是讓我們去蠻幹，而是要運用一定的智慧，讓自己動起來。智慧的運動，有助於

平衡陰陽、調和氣血；否則運動就會給身體造成一定壓力。想通過運動來達到強身健體、平衡陰陽、疏通經絡的功效，也需要講究陰陽相配。

中醫認為，讓自己的身體動起來有助於陽氣的生發，陽氣的生發有助於促進血液、津液等陰液物質在體內的運行、氣化，使之轉變成營養物質並散布到身體各處，營養臟腑器官、四肢百骸。

陽氣除了有以上重要作用外，還能對身體發揮溫煦作用。氣血「遇熱則行，遇寒則凝」，由此不難看出，陽氣虧虛也會影響血液的運行。此外，陽氣還是身體的防禦大軍，陽氣虧虛，高血壓、高血脂、糖尿病、腫瘤也會相繼而來，可見養護好陽氣至關重要。若是經常手腳冰涼、身體虛弱，一定要讓自己動起來，以使身體中的陽氣得到生發。

建議陽氣不足者練習五禽戲。據說五禽戲是由東漢華佗模仿虎、鹿、熊、猿、鶴5種動物的動作所創編的一套防病、治病、延年益壽的醫療氣功。此種功法外動內靜，剛柔並濟，能發揮較好的強身健體作用。正因為五禽戲動作柔和，疏通經絡之功顯著，成了流傳時間最長的健身方法之一。

下面以熊戲為例來介紹動作招式。

腳後跟靠攏成立正姿勢，兩臂自然下垂，兩眼平視前方。做完準備動作後，兩腿屈膝下蹲，重心移至右腿，左腳成虛步，用腳掌點地，隨後將左腳靠於右腳內踝處。兩手握拳，拳心向上，眼看左前方。左腳向左前方斜進一步，右腳隨之跟進半步，將重心落於右腿，左腳為虛步。將兩拳向上抬，抬到一定高度時，迅速翻掌向前按出，高與胸齊，兩掌虎口相對，眼看左手。以上是熊戲中的左式，右式動作與左式相反。

不管是熊戲，還是虎、鹿、猿、鶴戲，皆動作輕柔，動中有靜，主要功效為補陽，助陽氣升發，陽氣虧虛、畏寒怕冷者不妨經常練習五禽戲。

如果身體中的陽氣十足，但是陰液虧虛，能不能也通過運動的方法來達到滋陰的目的呢？答案是肯定的，陰虛患者可以練習太極滋陰法。

太極滋陰法的動作非常簡單，兩腳與肩同寬，兩手下垂，全身放鬆，緩慢而均勻地呼吸。然後，身體緩緩下蹲，兩手隨之向下，好像是水中撈物一樣，自兩足處撈起。做完上述動作後，緩緩站起，想像將兩手撈起來之物裝入腹部，隨之，將兩手相疊，放到神闕穴（臍）。此功法不受時間和地點限制，每次練習3～5遍為宜。練習完此種功法後，稍作調整，可蘸少許白酒，用手沿著腳心上下揉搓，也能發揮較好的滋陰功效。對腳心揉搓的過程中要注意，力道要適中，每次揉搓100次為宜。

通過運動對身體中的陰陽進行調理，除了要講究陰陽相配外，還應注意控制運動強度。一些喜歡運動的年輕人，運動之後經常大汗淋漓，其實這樣不好。汗出過多，不利於調和身體中的陰陽，對人體健康一點好處也沒有，嚴重者還會導致虛脫，也就是中醫常說的「亡陽」。

其實出汗過多不僅傷陽，也會耗陰。這是因為陰陽之間是相互依存、相互為用的，如果失去了一方，另一方也會受到影響，陰竭則陽氣無所依附而消亡，陽亡則陰無以化生而告竭。一般來說，運動到微微出汗就可達到運動養生的功效。

有的人大半年都不運動，偶爾心血來潮，又是登高，又是跳遠。運動之後，問題出現了：

身體痠痛，韌帶拉傷。一個人若是經常不運動，時間長了，身體就習慣了這種靜的狀態，一下子運動量增大，身體難以適應。科學有效的做法是每週鍛煉3～5次，或者說，最適合的鍛煉鞏固應該在前一次的鍛煉痕跡未消失之前就進行第二次鍛煉，並且要長期持續，才能達到陰陽調和、百病難生的狀態。

每月使用「採日精法」和「吸月華法」滋陰補陽

練習「採日精法」和「吸月華法」，有助於從自然界吸取日月精華，通補一身的陰陽。因為在練習這兩種功法的過程中，還離不開腹式呼吸法，這有助於進一步加強平衡陰陽的功效。

陽氣對生命健康有重要作用，只有一身陽氣充足，臟腑器官才有充沛的精力維持自身的正常生理功能，氣血才能有序不紊地在體內循環不息，外邪才不會輕易侵犯人體。對於陽氣的防禦作用，《黃帝內經・素問・生氣通天論》說：「陽者，衛外而為固也」，指的就是人體有抵禦外邪的能力，這種能力就是陽氣。可以說，陽氣就是我們身體當中的衛兵，負責抵制一切外邪，只要陽氣旺盛，就可以百病不侵。

由此可見，保持陽氣充足具有十分重要的意義。若是陽氣虧虛，我們可以採用「採日精法」來達到補陽目的。所謂「採日精法」，即借助太陽來補充體內虧虛的陽氣，舒暢百脈，是養生必不可少的手段。下面來瞭解一下「採日精法」的具體動作。

採日精法：農曆每月初一、初二、初三太陽初升時，面對太陽靜坐或靜立，放鬆身心，舌尖輕舐上顎，深呼吸。深呼吸的過程中，想像著自己已經將太陽的光芒送到了自己的身體中。深呼吸時，口內唾液會逐漸增多，將唾液咽下，然後呼氣。

借助太陽的力量可以達到補陽目的；借助月亮的力量則能達到滋陰功效。身體中的陰陽必須處於一種動態的平衡，若是陽虛則需要補陽，若是陰虛則需要滋陰。

身體中的陰液充足，才能使臟腑、四肢百骸得到充分滋養。否則就會導致血液虧虛，津液不足，患者不但會患上血虛證，還會出現陰虛火旺的證候，甚至患病，如月經不調、糖尿病、不孕症等往往都與陰虛脫離不了關係。因此，陰虛患者需要將滋陰作為一件大事。

陰虛者可及時採用「吸月華法」的手段來進行滋陰，月亮與太陽相對應，別名為太陰，其意為陰氣至盛，因此，借助月亮的力量可達到滋陰的目的。而且晚上陽氣收斂，陰氣漸盛，因此，「吸月華法」對滋陰大有幫助。

吸月華法：農曆每月14日、15日、16日晚上月亮最明亮時，面對月亮靜坐或者站立，放鬆身心，舌尖輕舐上顎，吸氣後將月光芒用意念送到丹田，有滋陰的功效。

我們可以將「採日精法」和「吸月華法」統稱為日月精華吐納法。不管是練習「採日精法」還是練習「吸月華法」，都非常重視呼吸，呼吸是否正確關係到養生的效果。在練習這兩種功法的時候，最好採用腹式呼吸，呼吸要穩、均勻、綿長，盡可能感受丹田的起伏，這有助於進一步加強平衡陰陽的功效。百脈通暢，陰陽平衡，自然有助於強身健體、祛除病邪。

練習「採日精法」和「吸月華法」雖然看起來動作簡單，但是在練習過程中是有一定難度的。這是因為除了要掌握腹式呼吸的技巧外，同時還要掌握意念養生法。

意念養生法其實就是一種簡單運用意念來控制自己身心的活動，使人進入一種似睡非睡的狀態，進而達到涵養精神之目的。意念養生法可以緩解因壓力而引起的多種病症，如胃病、冠心病、失眠、肌肉緊張、消化不良、疼痛等。此種方法還有助於完善人格，減少焦慮，改善睡眠，增加自信和自我實現，增加容忍力，減少沮喪感，提高工作效率，和諧人際關係。

過度勞累，用黃耆、黨參來滋陰補陽

當身體勞累的時候，不只陽氣虛衰，陰液也會因為耗費而不足，在這種情況下比較適合用藥性和緩，既能滋陰又能補陽的黃耆和黨參來進補，協助平衡陰陽。

中醫有這樣一句話：「勞則氣耗」。這裡的「勞」有兩個意思，一個是「勞身」，一個是「勞心」。所以「勞則氣耗」的意思就是說，若你過於操勞或者總是想事情，就是對氣的透支。在生活中我們講究適可而止，意思是不管做什麼事情都要把握好「度」，若是過度，事情可能就會向壞的一面發展。勞身、勞心自然也要限定在一定的範圍之內。

氣是什麼？就是我們身體中的一種能量。大家都知道，太陽所提供的熱能是一種能量，正是因為這種能量的存在，萬物才能得以存活生長，繁衍不息。人身體當中的一身之氣也有類似於太陽的能量功能，因為氣不但有溫煦作用，還有推動血液運行、防禦外邪入侵等作用，所以一旦氣被損耗，氣血運行不暢，就會導致氣血瘀滯等，時間長了，又會化熱，熱邪又將傷陰。

在這種情況下，患者不但會有陽虛的表現，也會出現陰虛的證候。其實，這就表明你已經過度透支身體當中的陽氣了，一定要想辦法將陽氣補回來。若是不加以重視，導致陰陽失衡加重，則可能患上一些重病或大病。

補陽不妨試試黃耆、黨參。黃耆是一味常用的補陽補氣藥，李時珍稱它為補氣之王。張志聰的《本草崇原》記載：「黃耆能補五臟諸虛。」黃耆性甘而微溫，歸脾、肺經，能補益脾肺之氣，有升陽之功。因此，當過度勞累，氣已虧虛的時候，不妨用點黃耆，將丟失的能量補回來。用黃耆補氣可以試試以下食療方。

耆苓鯉魚湯

鯉魚1尾，黃耆50克，茯苓30克。黃耆、茯苓洗淨，用紗布包緊。鯉魚洗淨，照常規處理乾淨，將其放到砂鍋中，加入適量清水，用大火燉開後，再用小火煮半小時左右，即可食用。食用時加入適量的調味品調味。

黃耆烏骨雞湯

烏骨雞1隻，炙黃耆30克，薑、精鹽、蔥、紹酒各適量。將炙黃耆去淨灰渣，烘乾，研成粉末；烏骨雞處理乾淨，洗淨，斬成塊，放入開水中汆煮1分鐘起鍋；黃耆粉抹在雞腹內外，放入蒸碗內，加鮮湯少許，然後放入精鹽、紹酒、薑、蔥，用濕綿紙封住碗口，置於蒸鍋或蒸籠內，用旺火沸水蒸熟，取出即可食用。

黃耆除了有益氣升陽之功效外，還可以滋陰。張錫純在《醫學衷中參西錄》中記述了這樣一件事情：

> 胡適因用功過度，得了「消渴症」。一朋友建議他服中藥試試，於是求診於北京名醫陸仲安。陸仲安診斷之後，說：「此易事也，可服黃耆湯。」胡適服藥後，「病竟霍然癒」。

消渴病是以多飲、多尿、多食及消瘦、疲乏為主要特徵的綜合病症。其病因為陰津虧耗，燥熱偏盛。一旦患上消渴症，需要及時進行調理，以防陰陽失衡進一步加重，引起其他病變。對消渴症進行調理，關鍵在於滋陰。

我們前面所介紹的中藥黃耆，有較好的滋陰之功，可用於滋陰去燥。用黃耆滋陰，可以試試下面的食療方。

黃耆蜂蜜飲

黃耆、蜂蜜各 30 克，陳皮 10 克。黃耆、陳皮加水煮 20 分鐘，取汁 300 毫升，兌入蜂蜜攪勻即可服用。

黃耆海帶花椰湯

馬鈴薯 1 個，紅蘿蔔 1 根，花椰菜 1 棵，甜玉米 1 穗，海帶結 150 克，黃耆 25 克，鹽 2 小匙。紅蘿蔔、馬鈴薯削皮，洗淨切塊；花椰菜洗淨，切小塊；玉米洗淨、切段，海帶結洗淨、瀝乾。鍋中加入適量清水，將上述準備好的食材（花椰菜除外）放入，以大火煮開後，轉小火續煮 20 分鐘，再加入花椰菜煮熟，加鹽調味即成。

說完了黃耆，我們再來瞭解一下黨參。黨參性味甘、平，既能滋陰，又能補陽。張德裕在《本草正義》中說黨參：「力能補脾養胃，潤肺生津，健運中氣，本與人參不甚相遠。其尤可貴者：則健脾而不燥；滋胃陰而不濕；潤肺而不犯寒涼；養血而不偏滋膩，鼓舞清陽，振動中氣而無剛燥之弊。」因為黨參既能滋陰，又能養陽，因此有平衡陰陽之功。下面介紹兩個黨參食療方。

當身體勞累的時候，不只陽氣虛衰，陰液也會因為耗費而不足，這種情況下比較適合用藥性和緩、既能滋陰又能補陽的黃耆和黨參進補。至於選擇何種方式補陽，則需要根據自己的實際情況進行選擇。不管何種方法，只要有助於平衡陰陽，便可作為己用。

黨參黃耆燉母雞

母雞1隻，黨參、黃耆各30克，蔥、薑各適量。將黨參、黃耆挑去雜質，切片；宰殺母雞，去毛及內臟，洗淨；蔥切段，薑切片。將上述準備好的食材和藥物放到砂鍋中，加水適量，武火燒沸，撇去浮沫，再用文火燉至雞熟透即成。

參耆蜜膏

黃耆、黨參各500克，蜂蜜適量。黨參、黃耆洗淨切片，水煎取汁，共煎兩次，兩汁混勻，文火濃縮至稀流膏狀，兌入蜂蜜，繼續熬至黏稠狀即可，每次10～15毫升，每日2次，溫開水送服。

第四章

食物是最好的「藥」

從家中食材尋找滋陰補陽的「寶貝」

中醫認為「藥食同源」，適當的食物可以治病，而且沒有副作用。因此，當身體中的陰陽平衡被打破，你的身體出現不適感時，無需東奔西走，只需進入廚房，從食材中尋找滋陰補陽的藥物，即可達到調理身體之功。

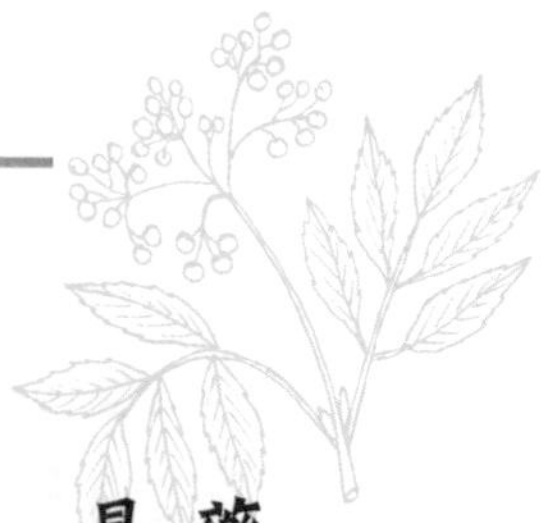

藥食同源，熟知食物的四氣五味，是滋陰補陽的關鍵

《神農本草經》說：「藥有酸、鹹、甘、苦、辛五味，又有寒、熱、溫、涼四氣。」每味藥物都有不同的氣和味，因而也就具有不同的治療作用而食物和藥物一樣有四氣五味。

每種食物都有自己的四氣屬性，我們需要做的就是借助這四氣之力，調養好身體中的陰陽氣血。借助四氣之力需要一些技巧的，若想通過食物四氣達到補益身體的話，就需要依時令、季節選擇食物。

比如在炎熱的夏天，不要過度食用溫熱性食物（也不宜過度食用寒涼食物，以防傷及脾胃），以防上火，損耗陰液；冬天則不要過度食用寒涼之物（如百合、蓮藕、竹筍、海帶、紫菜、甘蔗、梨、西瓜等），以防傷陽。除了要根據季節挑選食物外，還應注意一點：早上不要吃太寒涼的食物，晚上不要吃太溫熱的食物。因為早上陽氣開始由弱轉強，若是早上食用寒涼之物，陽氣就會受到壓制。

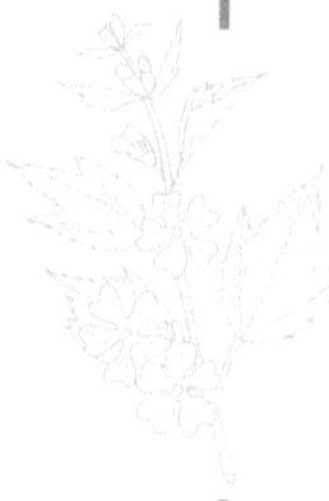

由於地區的差異性，人們在飲食上也應有所不同。若是生活在炎熱地區，就需要減少溫熱食物的攝入量，若是生活在寒冷地區，則應減少寒涼食物的進食。

再者就是體質不同，飲食也應有所側重。若是陽虛體質，則應減少寒涼食物的攝入；若是陰虛體質，則應減少溫熱食物的攝入。陽虛（陰虛）體質患者也可以借助飲食改善陽虛（陰虛）狀況，使偏盛的一方得到控制，虛弱的一方得到扶持，最終使其達到陰陽平衡。陽虛體質患者體內陽氣虧虛，最容易出現手腳冰涼、怕涼、腰膝酸軟等症狀，飲食上可以試試下面的食療方。

古時稱羊肉為羖肉、羝肉、羯肉，中醫認為其性大熱，適當食用羊肉既能發揮補陽禦風寒的功效，又可增強身體免疫力。陳皮性溫燥，肉桂性熱，蔥、薑也皆為性熱之物，而當歸有滋陰補血的作用。以上除了當歸之外，食材均為性熱，因此能發揮補陽作用，並兼有補血之功，這有利於防止補陽過度，進而使身體出現上火症狀。當歸羊肉煲可以說是一道較佳的補陽食療方。

如果是陰虛體質，患者會出現形體消瘦、面色潮

當歸羊肉煲

鮮羊肉 250 克，當歸、陳皮各 3 克，肉桂 5 克，蔥、薑各適量。將羊肉洗淨切塊，與陳皮、當歸同放入砂鍋內燜煮至爛，再放入肉桂煲 10 分鐘，起鍋調味即可食用。

銀耳百合湯

優質銀耳 2 個，鮮百合 30 克，紅棗 10 枚，枸杞 2 小匙，冰糖 2 大匙。將銀耳洗淨，放到清水中泡軟，取出，撕成小塊；將枸杞、紅棗洗淨，放到清水中浸泡 10 分鐘左右，撈出、瀝乾，去核。砂鍋中放入適量清水，然後將上述準備好的食材放入，大火煮開，改小火，煮 10 ～ 15 分鐘即可。

紅、口燥咽乾、心中煩躁、手足心熱、失眠多夢、大便乾、小便黃、多喜冷飲等症狀。陰虛體質患者可以試試下面的食療方。

此食療方中，銀耳被歷代皇家貴族看作「延年益壽之品」、「長生不老良藥」。適當食用銀耳不僅補脾開胃，還可清腸排毒、滋陰潤肺。百合也是一味藥食兩用的佳品。中醫認為百合性微寒，可滋陰潤燥、清火安神；紅棗可補氣養血；枸杞也是名貴的藥材和滋補品，《本草綱目》記載：「枸杞，補腎生精，養肝……明目安神，令人長壽。」

從以上食材的功效中不難看出，銀耳百合湯中的各食材均有滋陰之功，將這些食材搭配，必能發揮較好的滋陰功效。

飲食上除了注意以上相關事項外，還應注意五味，這有利於身體健康。飲食中的五味指的是辛、甘、酸、苦、鹹，這五味中醫認為分別與肺、脾、肝、心、腎五臟相應，飲食當中只有五味協調，才能將各個臟腑都照顧到。若是五味有所偏頗，就容易導致疾病的產生，破壞五臟六腑間的陰陽平衡。因此，《黃帝內經・素問・生氣通天論》說：「陰之所生，本在五味，陰之五宮，傷在五味。」

辛味：具有發散風寒、行氣止痛等作用。辣椒、蔥、薑、韭菜、蒜、香菜、芥末、胡椒、洋蔥、蒜苗、茴香等都為辛味食物。辛味食物具有較強刺激性，過量食用會刺激胃黏膜，不利於脾胃健康。此外，還會使肺功能亢進，影響人的肌膚狀況。因為辛味食物性熱，所以有痔、肛裂、胃潰瘍、便秘等的患者不宜食用。

甘味：甘也就是甘甜的意思。甘味食物有解除肌肉疲勞、調和脾胃、止痛、解毒的功效。可經常食用的有蓮藕、番茄、茭白、蕨菜、白蘿蔔、茄子、空心菜、紅蘿蔔、冬瓜、冬瓜皮、冬瓜子、絲瓜、黃瓜、洋蔥、竹筍等。食用甘味食物時應注意：過量食用，會使骨骼疼痛、頭髮脫落，此外脾胃不和者不宜食用。

酸味：酸味食物有助於健脾開胃，增強肝臟功能，對防治某些肝臟疾病有益。可經常食用的有青蘋果、橘子、草莓、葡萄、酸棗等。因為酸有「收斂」、「凝滯」作用，不利於病邪的排出，所以患病期間不宜食用。

苦味：苦味食物有解除燥濕、清熱解毒、瀉火通便的功效。可經常食用的有苦瓜、蓮子心、苦丁茶、菊花茶、金銀花、芹菜葉、A菜、蘿蔔葉、巧克力、苦蕎麥、杏仁、柑橘等。處於經期的女性則不宜多吃苦味食物，因為苦味食物多為寒性或涼性，經期過度食用，會影響氣血運行，導致女性經痛或者經量減少等症狀。

鹹味：鹹味食物具有消腫散結的作用。可經常食用的有海帶、紫菜、海蜇等。在食用鹹味食物的時候也應注意，不可過量，否則會傷腎，進而破壞身體中的陰陽平衡。

上面所介紹的食物五味，其實也是有陰陽屬性的，其中辛、甘屬陽，酸、苦、鹹屬陰，掌握了五味的陰陽屬性後，我們就可以根據自己的實際情況選擇適合自己的食物，對身體進行調理。在日常生活中，瞭解食物的「四氣」、「五味」，合理選配食物，既能防病治病，又能促進食欲，增加營養，強健身體，延年益壽。

你想吃的，就是對滋陰扶陽最有幫助的

人體與自然是互相適應的，所以為了適應自然界的陰陽變化，躲避自然界中的六淫侵襲，在日常生活中人們也會合理地搭配食物，以平衡陰陽、趨利避害。而這種食物搭配的原則是以身體自身發出的需求為依據的。

如果你長時間不喝水，身體中的水分處於虧損狀態的話，你的身體就會通過咽喉發乾、發癢等方式告知你「需要飲水了」。除此之外，還會有一些類似的狀況，比如有一段時間你非常想吃米飯、想吃肉、想吃水果，可能身邊的人會經常說你嘴饞，但實際上這其中也有著不為人知的秘密。這個秘密是什麼，我們看看一位老人的解答。

有一次我坐公車出門，在車上認識了一位60多歲的老人，老人大包小包買了一堆東西，一看這架勢我就猜出老人肯定是過來探親的。於是，我就和老人閒聊了起來。在聊天的過程當中，老人告訴我說，他家在農村，孫女在市裡的高中上學。前一段時

間，孫女打電話給爺爺，說是想吃紅棗。但學校附近出售的紅棗又貴品質又不好，於是就從老家帶了一些給孫女送來了。

老人對我說，這孩子特想吃紅棗，說明身體裡面缺少了紅棗中的營養，需要趕緊讓孩子吃一些，將營養補充上，否則會影響孩子的身體健康，還會影響智力。見老人對孫女如此疼愛，我也備受感動。

這位老人一語道出了養生的一個重要道理，那就是想吃什麼就吃什麼，你想吃的東西就是身體所需要的東西。所以如果你在某段時間內非常想吃某種食物的話，也不要刻意管好自己的嘴巴。在這種情況下，不妨滿足身體的欲望。

人體中的陰陽與天地之間的陰陽變化相互呼應，這種陰陽的變化，也對人們的飲食習慣產生了一定的影響。說到飲食習慣，可能很多人都知道中國東北地區的人喜歡吃鹹味食物。這是因為東北地區氣候比較寒冷，而寒邪最容易損傷腎的陽氣。而鹹入腎，對腎有好處。適當食用鹹味食物能發揮養腎的作用，但若食用過量，則可傷腎。

再來看看湖南人和四川人的飲食習慣。說到湖南，很多人會想到湘菜；說到四川，很多人會想到川菜。但不管湘菜還是川菜都以辣為主，這是何故呢？這是因為南方潮濕，所以需要多食辣味，以達到祛濕的功效。若是濕熱之邪不去，濕熱相伴，就會加重內熱，破壞人體的陰陽平衡。在這種情況下，患者會出現頭暈、四肢乏力、困倦、身上容易長痘等多種典型的濕熱症狀。

人體與自然是相互適應的，所以為了適應自然界的陰陽變化，躲避自然界中的六淫侵襲，在日常生活中人們自然就會合理地搭配食物，以平衡陰陽、趨利避害，而這種食物搭配的原則是以身體自身發出的需求為依據的。這正是地區不同，人們的飲食習慣也不同的主要原因之一。同時也說明一個問題，那就是身體對事物的選擇性，往往以趨利避害為原則。

因此，當我們很想吃某種事物的時候，那就表明那種食物是身體所需要的，你要滿足身體的小小需求，而不是人為地進行克制。和身體硬著來，真的沒有好結果。我經常和身邊的朋友講，身體就是一個稚嫩的孩子，我們要去疼愛它，而不是蠻橫地去干預它。你疼愛它，它會將這種意念傳達給身體的每一個組織器官，每一個細胞，身體會將你的愛化為一種動力，以一種積極的態度做好自己該做的事情，而不是無精打采、疲勞地去應對。不要以為只有你可以沒有工作心情，懶散地去面對工作，我們的身體也可以。因此，我們要對身體好一點，去調動它平衡陰陽、輸送氣血、防禦外邪的功能，只有這樣做，才能給自己一個健康的身體。

當然，滿足身體需求，不代表放縱。我們一手要軟，但是一手也要硬。只有軟硬兩手抓，才能提升身體的健康指標。「軟」指的就是滿足身體對飲食的需求。「硬」包括以下三方面。

第一，**不能吃得過快**。有一個成語叫「狼吞虎嚥」，當某個人吃飯特別快的時候，人們就會用這個成語來說他。當一個人在非常飢餓的狀態下或者是面對自己非常想吃的食物，往往就會如此。這種飲食方式，對脾胃有傷害。中醫認為脾胃是氣血生化之源，若是脾胃功能受到損傷，自然不利於維持人體的陰陽平衡。

所以吃東西時，不妨先認真聞一聞食物的氣味，這是一個享受的過程。吃的時候要盡可能將食物多咀嚼幾下，讓食物的味道慢慢地從舌頭浸透到喉嚨。不要把飲食僅僅當成安撫肚子的一個過程，實際上也是你享受生活的過程。

第二，**飲食不能過於挑剔**。食物的種類非常多，這給了人們充分選擇食物的機會，當某人不喜歡某種食物的時候，其中的營養可以從另外的食物中吸收，所以沒有必要一定吃所有的食物，但是我們不能因此就對飲食特別挑剔。因此，我們在飲食上應掌握這樣一個原則：葷素要搭配，水果不能缺。否則長此以往容易導致營養不平衡。

第三，**飲食不可過飽**。生活中會有這樣一些人，對於自己不喜歡吃的東西一口不動，但若是自己喜歡吃的食物，則一次吃很多。飲食過飽，不利於身體健康，不但會損傷脾胃，也不利於一些疾病的好轉，因此飲食上不可吃得過飽，八分飽就可以了。

人一定要吃早餐，這是扶陽的關鍵

早上陽氣始生，身體自身也在這時卯足了勁，配合太陽努力將潛伏在陰經當中的陽氣生發起來。這時候，只有它自身的努力還是不夠，還需要借助食物中的營養。不吃早飯會將身體的能量鏈給掐斷，自然很難正常生發一身的陽氣。

俗話說，一日之計在於晨，早晨是一天新生活的開始，所以對於很多人而言，他們對早晨這段時間往往心存感激。從養生的角度來講，早晨不僅要調節好自己的心情，以積極的心態面對新一天的生活，還應注重飲食，為身體提供足夠的能量。

這是因為早晨太陽逐漸升起來，身體和自然界這種陰陽消長的變化規律是保持一致的。隨著自然界陽氣的生發，我們身體中的陽氣也漸漸開始生發。吃早餐實際上就是為了激發陽氣的生發功能。只有陽氣順利地生發起來，我們才有精力面對一天繁重的工作，否則就會出現身體疲憊、精神不振、注意力難以集中，嚴重的還會導致低血糖，從而引發一系列影響身體健康的問題。

現在，很多人也吃早餐，但是並不科學。前陣子有一個熱播的中國電視劇《青春期撞上更年期》，在這部電視劇裡面有幾個反映老百姓日常生活的片段，其中就有普通老百姓食用早餐的場景。

男主角在家吃早餐，幾乎每頓都有油條。家裡人將油條撕成小塊，然後就著菜或鹹菜吃。實際上這只是老百姓日常生活中的一個縮影，吃油條、喝豆漿在很多家庭是經常的事情。而油條加豆漿、燒餅加煎雞蛋這樣的傳統套餐型早餐也早已深入人心。然而，這些傳承下來的早餐，從科學的角度來看是不利於身體健康的。

在高溫油炸的過程中油條中的營養素被損壞，還易產生致癌物，對人體健康不利。此外，油條與其他煎炸食品一樣都存在油脂偏高與高熱量等問題，早上食用油條不利於消化，吃進去的食物不能被脾胃很好地消化運輸，這樣身體中所需要的營養就會處於一種匱乏狀態，這自然不利於陽氣的生發。油條屬於高脂食物，而豆漿也屬於中脂食品，顯然這兩種食物組合在一起是不理想的。

有的朋友講，早餐不吃油條，那就吃點小零食，省時也省事。建議大家少睡半小時，也不要吃零食打發自己的肚子。吃零食實際上就是在虐待自己的身體。從食物的名字我們不難分析，零食是吃完飯之後可以間歇食用的一些小食品。經常食用零食不但會導致上火，而且還不利於消化。零食是經過高度加工的食品，一般都是脫水的，經常食用這些食品，易損耗津液，時間一長，就會出現陰虛症狀。

有的人說，早餐這也不能吃，那也不能吃，那我不吃了，正好還能減肥。不吃早餐更不行。早上陽氣始生，身體自身也在這時卯足了勁，配合太陽努力將潛伏在陰經當中的陽氣生發起來。這時候，只有它自身努力還是不夠的，還需要借助食物中的營養。不吃早餐，無疑就是將把身體的能量鏈給掐斷，自然很難正常生發一身的陽氣。不僅陽氣的生發受到抑制，還會引起一些慢性疾病。所以，不吃早飯是一種非常不明智的做法。

那麼如何吃早飯呢？建議大家在吃早飯之前先喝一杯水。晚上在睡眠過程中，會消耗很多的水分，當我們早上起床的時候，身體中的陰陽都處於一種臨時的低迷狀態。起床後喝一杯溫開水，既可補充生理缺水，又對人體器官發揮洗滌作用，從而改善器官功能，防止疾病的發生。

喝完水之後，稍微休息一會兒就進入吃早餐的環節中。最好在7點以後吃早餐。一份科學、營養的早餐，應包括以下幾種：能提供人體能量的，主要是碳水化合物含量豐富的糧穀類食物，如饅頭、麵包等；肉類、禽蛋類食物，滿足身體對蛋白質的需求；新鮮蔬菜和水果，滿足身體對無機鹽和維他命的需求。此外，奶類與乳製品、豆製品也是早餐當中不可或缺的食物。

吃早飯只有講究一定的方法，才有助於陽氣的生發。在日常生活中，我們不妨按照以上所介紹的方法來食用早餐。只要長期持續，你就會發現身體越來越健康，精神狀態也越來越好，不管是生活還是工作都不再是一種負擔，反而成了一種享受，這就是科學食用早餐所創造的奇跡。

養好血、精、津，用老鴨湯為滋陰服務

俗話說「嫩鴨濕毒，老鴨滋陰」，也就是說，若想用鴨子進行滋陰的話一定要用老鴨。嫩鴨不但達不到滋陰的功效，而且有毒，不宜選用。因此，《食物本草備考》記載：「凡鴨新嫩者毒，長壯者良。」

前面我們說過陰是物質的，因此，我們可以將身體中的血、精、津都歸入陰的範疇。若是這些陰液物質不足，患者就會出現陰虛陽亢的症狀。陰虛之人，能吃能喝，說話聲音洪亮，眼睛有神，看上去非常健康。殊不知，正是因為這種健康的假象，才為日後陰虛加重、疾病纏身埋下了隱患。因此，若是晚上易失眠、盜汗、動不動就發脾氣，患上陰虛的可能性比較大。在這種情況下，不妨滋陰，以助身體健康。補足津、精、血這些陰液物質，用老鴨湯來滋補是不錯的辦法之一。關於老鴨湯滋陰的功效，有這樣一個故事：

相傳八國聯軍攻打紫禁城時，慈禧四處躲藏。在躲藏的過程中，過著提心吊膽的

日子不說，飲食不佳，睡眠也得不到保證。因此，導致臟腑之精虧虛，血、津液化生不暢，虛火上升，身體不適。為調理好慈禧太后的身體，太監李蓮英四處尋找良醫未果。後來，御膳房的御廚孫蹤無意間聽到此消息，便向其推薦了老鴨湯。慈禧太后服用之後，感覺神清氣爽，火氣頓時減了三分。後來，她便經常食用老鴨湯，才使得身體安康、容顏永駐。

民間有這樣一句諺語：「爛煮老雄鴨，功效比參耆。」中醫認為，鴨肉味甘微鹹，性偏涼，入脾、胃、肺、腎經，具有滋五臟之陰、清虛勞之熱、補氣血、養胃生津等諸多功效。

俗話說「嫩鴨濕毒，老鴨滋陰」，也就是說，若想用鴨子進行滋陰的話一定要用老鴨。嫩鴨不但達不到滋陰的功效，而且有毒，不宜選用。因此，《食物本草備考》記載：「凡鴨新嫩者毒，長壯者良。」那麼如何鑑別嫩鴨和老鴨呢？這裡教給大家一些鑑別的訣竅：若毛色暗、無光澤、腳色深紅、嘴筒堅硬，翼窩下的羽毛全部長出，則為老鴨。若毛色光鮮、嘴筒軟、腳部呈黃色，皮色雪白光滑，則為嫩鴨。除了老鴨和嫩鴨之外，還有一種老嫩適中的鴨子，鴨腳黃中帶紅，嘴筒不硬不軟。

用老鴨進行滋補，常用的食療方法就是煲湯，下面介紹幾種老鴨湯的做法。

老鴨湯有較好的滋陰之功，因此，當陰陽失衡——陰虛陽盛的狀況下，不妨給自己來碗老鴨湯，滋陰去火的同時，還能享受美食帶來的樂趣，不能不說是一件樂事。

冬瓜老鴨湯

冬瓜、老鴨肉各300克，料酒、蔥段各10克，鹽6克，味精3克，胡椒粉2克，薑片6克，香油3克，高湯1,000克。冬瓜洗淨，去皮，切塊；鴨子剁成塊，洗淨。將老鴨肉放到高壓鍋內，加入高湯，燒沸，放蔥段、薑片、料酒煮20分鐘，放入冬瓜煮十幾分鐘後，用鹽、胡椒粉、味精調味，淋香油即可。

老鴨紅菇湯

老水母鴨1隻，紅菇5～6朵，黃酒1湯匙，鹽少許。將老水母鴨處理乾淨，斬塊；紅菇去根，洗淨，用溫水泡發；將斬好的鴨塊放到開水中汆一下，除去血水，撈出，洗淨；鴨塊、紅菇放進瓦煲內，加入適量清水，武火煲沸後改文火煲3小時左右，至鴨掌皮開肉綻，加入少許鹽和黃酒調味即可。

酸蘿蔔老鴨湯

老鴨1隻，酸蘿蔔一小碗，老薑一塊，花椒4～5粒。老鴨按常法處理乾淨，斬塊，放到開水中汆一下，除去血水，撈出，洗淨；老薑拍爛待用；將鴨塊倒入乾鍋中翻炒，炒出香味後裝盤待用；準備好煲湯的工具，將炒好的鴨塊、酸蘿蔔、老薑、花椒放入，加入適量溫水，慢火煨兩個半小時即可食用。

沙參玉竹老鴨湯

老鴨1隻，北沙參、玉竹各60克，生薑2片。老鴨按常法處理乾淨，斬塊；北沙參、玉竹洗淨，裝盤待用；準備好砂鍋，把全部用料放入鍋內，加清水適量，武火煮沸後，文火煲3小時，調味即可。

五穀有強五臟之功，可助陰陽平衡

只有經常食用五穀，五臟得到充養，陰陽才能平衡，身體才能安康。五穀的功效各有不同，諸如小米養脾、小麥養心、稻米養肺、黑豆養腎、綠豆養肝等。

「穀」原來指有殼的糧食，諸如稻、稷、黍等外面都有一層殼，所以叫做穀。當然，有殼的糧食不只有五種，因此，五穀中的「五」並不是一個實際的數字。

五穀可以發揮養五臟的功效。早在《黃帝內經》中就有「五穀為養」之說，其中「五穀」是指稻、麥、黍、稷、菽五種主要的糧食作物。如今，「五穀」已泛指各種穀類、豆類等，俗稱「五穀雜糧」。

為什麼五穀的滋補功效很強呢？這是因為五穀從種植到收割，不僅會汲取日月精華，還會從土壤當中汲取能量，以保證對自身的營養供應。可以說，五穀是集天地精華於一身。它們的根、莖、葉會將吸收的精華傳遞給種子，以便延續生命。秋風蕭瑟，葉落花謝，雖然根、莖、葉會隨之消亡，但是因為種子得到了充分的營養供應，所以異常飽滿。可以說，種子是五穀的精華所在，這也是食用五穀能使五臟強的關鍵所在。

小米養脾：小米為五穀之首，也是五穀中最有營養的。小米性溫，其最重要的作用是補益脾胃。脾胃為後天之本，氣血生化之源，若是脾胃不得養，則氣血不能順利化生。中醫認為氣有溫煦功能，屬陽；血有營養身體的功效，屬陰，若是脾胃不和，氣血虛弱，患者很容易出現陰陽兩虛的症狀。陽虛時，氣不能很好地防禦外敵進攻；陰虛時，血液不能滋養五臟六腑、四肢百骸，內在環境發生紊亂，也會嚴重危及身體健康。這種現象長時間得不到改善，身體失養，免疫力下降，臟腑功能失調，人比較容易患病。因此，養臟必先養脾，養脾可常食小米粥。

經常食用小米粥有助於補中益氣、益壽延年。尤其是脾胃不和者、老年人以及孕婦應經常食用。煮小米粥的時候，時間要長一點，但是要看好鍋，不要使粥溢出。這是因為小米粥有一層黏膜狀的東西，是小米粥的營養精華所在。老百姓說小米粥養人，其實最養人的並不是小米，而是小米粥上面的那層米湯。

小麥養心。小麥入心、脾、腎經，據《本草綱目》記載，小麥的功用為除熱、止煩、潤燥、利小便，善補心氣。失眠、心煩、莫名悲傷者可用帶皮的全小麥熬粥喝，能發揮疏肝理氣、防治失眠、調暢心氣的作用。若是症狀比較嚴重，在用小麥煮粥的時候還可以放點紅棗或者蓮子，以加強養心功效。

稻米養肺。稻也就是老百姓常說的水稻。「稻」字由禾和舀兩部分構成。「禾」指「穀物」，「舀」意為「向下擊打」。「禾」與「舀」聯合起來表示「在水田裡採取拋種法種植的穀物」。因為水稻生活在水中，所以性偏涼，具有滋陰潤肺的作用，也兼有養胃的功效。若是久咳、呼吸不暢、胸悶，則表明肺氣虛，可以食用鮮貝白米粥。

黑豆養腎。黑豆有較好的補腎功效。中醫認為黑豆色黑入腎經，具有利水消腫、理氣行氣、活血解毒的作用，用黑豆補腎不妨試試黑豆鯽魚湯。

綠豆養肝。綠豆有清熱解毒、清火的功效，有助於養肝。若是陰虛火旺，內心煩躁不安，可以食用綠豆百合粳米粥。

五穀集天地陰陽二氣而成，與五臟相應，適當食用五穀能改善五臟行氣血的功能，因此在日常飲食中五穀不可少。只有五穀搭配食用，才能助五臟安康，氣血充實，陰陽平衡，而這往往也是能否健康的關鍵。

鮮貝白米粥

白米、鮮貝、蔥花、薑絲各適量，玉米粒、青豆、沙拉油各少許。將白米用清水泡一夜，然後放到砂鍋中，放入玉米粒和青豆，並滴入沙拉油，再放入蔥花和薑絲，蓋上蓋子，大火煮開後轉中小火，再煮10分鐘，放入鮮貝，至米粥濃稠即可食用。

黑豆鯽魚湯

將黑豆洗淨，用水浸泡4～5小時，待用。生薑洗淨切片，待用。鯽魚宰殺後，用清水洗淨，用油稍微煎一下，然後取出放到砂鍋中，加溫水適量，放入黑豆和生薑，武火煮沸後，轉文火煮至黑豆熟，調味即可。

綠豆百合粳米粥

綠豆、鮮百合、粳米各100克，白糖少量。將綠豆和粳米淘洗乾淨，放入砂鍋內，加入適量清水煮成稀粥。然後把百合分瓣，洗乾淨後放入砂鍋中，再一同煮成酥爛狀，加入少量白糖調味，分早、中、晚三次服用。

山藥薏仁芡實粥，補好氣血，陰陽自平

補氣血，不妨喝點山藥薏仁芡實粥。此粥中的三種食材——山藥、薏仁、芡實——都是補氣補血的高手，三者合用，必定能將身體中的氣血補足，進而達到平衡陰陽之功。

氣為陽，有溫煦功能；血為陰，有滋養周身的作用。若是氣血不足，自然陰陽難平。因此，補足氣血是非常關鍵的。中醫學認為，氣血是人體生命活動的動力和源泉，而身體中的氣血並非取之不竭、用之不盡，生活、工作都要消耗氣血，若是不予以及時補充，身體這個「氣血銀行」終究有一天也會出現財政赤字，到時候整個身體系統都將會運行紊亂，導致臟腑功能減退，除了會影響人的容顏、孕育外，還會引發一系列病變，如月經不調、陽痿、腫瘤、貧血等。嚴重的還會導致調節系統趨於癱瘓，進而危及生命。所以，我們一定要重視身體中的氣血，讓自己有一個健康的身體。

陳小姐還不到三十歲，可月經卻總是來得不及時，有時候兩個月一次，有時候三個月一次。她面色枯黃、一臉疲憊、眼睛無神，可能是氣血不足，進一步交談得知，她經常手腳冰涼，即使睡得好眼袋也很重，只要稍微運動就會感覺胸悶氣短。她指甲上只有拇指有半月痕，其餘都消失不見。於是，我進一步證實了自己的判斷，臨別時囑咐陳小姐回去熬山藥薏仁芡實粥。

補氣血，不妨喝點山藥薏仁芡實粥，其中三種食材——山藥、薏仁、芡實——就相當於一家當中的三兄弟，所謂「兄弟同心，其利斷金」，它們都是補氣補血的高手，三者合用，必定能將身體中的氣血補足，進而達到平衡陰陽之功。

山藥有「神仙之食」的美名，是一種藥食兩用的佳品。《神農本草經》和《本草綱目》稱山藥有「補中益氣力、長肌肉、止泄痢、化痰涎、潤皮毛、益腎氣」等功效，「久服能使耳目聰明」。正因為山藥能補氣補血、平衡陰陽，所以受到老百姓的喜愛。

山藥的食用方法較多，可以用新鮮的山藥做菜，也可以將曬乾的山藥片打磨成粉沖泡食用。超市中就有磨好的山藥粉，但是因為經過包裝，所以價格不菲。與其高價購買這種山藥粉，還不如買現成的山藥。

不過，我們在購買曬乾的山藥片進行打磨時，要先學會辨別真偽，怎樣辨別真假山藥呢？首先看邊緣，山藥的皮很薄，削片前都會被削乾淨。而木薯皮比山藥皮厚得多，因此削皮比較困難，因此，曬乾後邊緣會存留厚皮。凡有厚皮者，必是假山藥。我們也可以通過手摸的方法來辨別真假，食用過生山藥的人都知道，在給山藥削皮的時候會感覺黏黏的，這是因為山藥中所含的澱粉較多，晾乾之後外層也會有一層澱粉。用手摸，會有細膩之感，此外還會有較多的澱粉黏在手上。

薏仁，在中藥中稱「薏苡仁」，《神農本草經》將其列為上品，它可以治濕痺、利腸胃、消水腫、健脾益胃，久服輕身益氣。脾胃相當於氣血加工廠，吃進來的東西需要在胃裡面進行高度加工，然後才能轉變成氣血。經過高度加工之後的精華物質，會由脾這個大貨車運送到身體的各個部分，以保證身體對營養的需求。

脾這個大貨車最怕水濕，若是身體當中的濕邪之毒比較重，它就沒有力量了，這樣就不能很好地完成氣血的運輸工作，導致氣血不足、陰陽失衡。所以若想脾胃安，祛濕真的很關鍵。濕邪一去，脾胃精氣十足，自然能很好地完成自己的工作。關於薏仁能祛濕，有這樣一個故事：

東漢名將馬援曾領兵征討交趾（相當於今廣東、廣西大部以及越南北部和中部一帶）。北方乾燥，而南方濕熱，所以他率領的很多北方士兵都患上了疾病。後來，馬援採納了當地人士的建議，讓將士們食用薏米，很多人症狀立刻減輕，效果非常好。

由此看來，早在二千年前，人們便已經認識到薏仁具有祛濕清熱的藥用功效。

薏仁雖然微寒，但是這種寒性並不會傷及脾胃，可以放心食用。不過若是你總是上火，那就不宜經常食用了，以防身體當中的津液流失嚴重，陰陽進一步失衡，加重上火症狀，食用時應注意。

在古藥書裡，芡實被稱作「補而不峻」、「防燥不膩」的糧菜佳品。再加上它有著很好的內斂、健脾作用，因此人們將其視為不可多得的養生保健之品。明代醫藥學家李時珍在《本草綱目》中稱：「芡實能止渴益腎，治小便不禁、遺精、白濁、帶下。」後世醫家也認為：「芡實補中去濕，性又不燥，故能去邪水而補真水，與諸補陰藥同用，尤能助之以添精。」從這些古代典籍中我們不難看出，芡實的主要作用就是滋陰。

山藥薏仁芡實粥有陰陽同補之功，一般人都可以食用，但是有些人不適合食用，如肝火比較大的人，或者是陰陽失衡比較嚴重，已經達到津枯血燥者，再食用此粥無疑就是雪上加霜。因此，陰陽失衡比較嚴重的患者不宜食用，應及早診治，根據患者的情況，用中藥湯劑調理更佳。

蓮藕是滋陰、健脾不可多得的上等佳品

蓮藕雖然生長在水中，具有水的寒涼之性，熟用可以將寒涼之性摒除，發揮健脾養胃的作用。當然，若是火氣大，身體當中的津液不足，則可以食用生藕。生藕性寒，甘涼入胃，有清熱涼血作用，可以緩解陰虛症狀。

「中虛七竅，不染一塵。豈但爽口，自可觀心。」這是宋代讚美蓮藕的詞句。蓮藕肉質潔白，給人一種潔淨之感。其實，蓮藕不僅有養目、養心之功，還有健脾養胃、滋陰去熱之效。對於蓮藕的功效，古籍中早有記載，《本草綱目》稱藕為「靈根」，經常食用能「令人心歡」。《神農本草經》載：蓮藕性味甘、寒，入脾、胃經，生用可清熱潤肺、涼血行瘀；熟用可健脾開胃、止瀉固精。蓮藕不僅是佳蔬，還是一味良藥。

蓮藕雖然生長在水中，具有水的寒涼之性，熟用可以將寒涼之性摒除，發揮健脾養胃的作用。當然，若是火氣大，身體當中的津液不足，則可以食用生藕。生藕性寒，甘涼入胃，有清熱涼血作用，可以緩解陰虛症狀。

前面說過，蓮藕熟用有健脾胃之功，其實，不只是現代人知道這個養生知識，就是古人也已經參透了其中的玄機。對此，《養痾漫筆》中記載了這樣一件事情：

宋隆興元年，高宗退位，孝宗繼位當朝。孝宗皇帝不如自己的父親，治國無道，整日大吃大喝。這位君王吃膩了山珍海味，又挖空心思吃湖蟹，每日派數十人下湖捉蟹。蟹是寒涼之物，吃多了脾胃受不了，出現脘腹不適、腹痛腹瀉等症狀。太醫想了很多辦法，可就是不奏效。高宗皇帝愛子心切，於是決定微服私訪，為孝宗尋醫找藥。有一天，他來到一個藥市，看見一個藥坊面前擺了一大擔鮮藕節，人們爭相購買。

高宗皇帝於是便問藥師這是何故，藥師告訴高宗皇帝，鮮藕有調養脾胃之功，對腹瀉有比較好的療效。後來，高宗皇帝便帶著這位藥師進宮，為孝宗診病。藥師入宮後仔細詢問起病之因，又把脈叩診，然後稟道：「陛下此疾乃因食湖蟹，損傷脾胃，導致痢疾。要服新採藕節汁，數日可康復。」藥師說完，高宗皇帝急忙叫人取來了金杵臼，將藕節搗汁，送與孝宗熱酒調服。幾日後，孝宗果然康復。

前面說過，藕自身為寒涼之物，只要加熱之後可以去掉其寒涼之性，能發揮調養脾胃的功效，這也是孝宗皇帝服用藕汁的時候要用熱酒送服的原因。

下面介紹幾種用蓮藕製作的滋陰健脾的食療方。

蓮藕雖然不是大寒之物，但是畢竟有寒涼的特性，所以產婦不宜過早食用。脾胃消化功能低下、大便溏泄者也不宜生吃蓮藕。

桂花糯米藕

藕1節，糯米、冰糖各適量，桂花蜂蜜30毫升，白糖45克。將藕洗淨，切去一端藕節，藕孔露出，用清水沖洗乾淨，瀝乾水分。糯米淘洗乾淨，灌入藕中，然後用竹筷子將藕的末端塞緊。砂鍋灌滿水，放入灌好米的藕，旺火燒開後轉用小火煮制，待藕煮到五成熟時，加入少許的鹼，繼續煮到藕變紅色時取出放涼。準備一個碗，放入白糖、冰糖、桂花蜂蜜蘸著食用。

蓮藕花生章魚湯

蓮藕、排骨各400克，花生150克，章魚乾100克，精鹽適量。章魚乾洗淨後泡3～5小時，藕洗淨切塊，花生、排骨洗淨備用。高壓鍋中放入適量清水，水開後將上述準備好的食材放到鍋中，武火燒沸後，再改用文火煲1～2小時，熄火後加入適量調味品調味即可。

蓮藕燉排骨湯

將豬排骨洗淨，砍成塊，然後放到炒鍋內炒出香味。藕用清水沖洗一下，去皮，切塊。高壓鍋內加入適量開水，然後將排骨放入，用小火慢燉，燉到排骨熟爛之後，將湯移到砂鍋，將藕放入，煮熟後放入精鹽、胡椒粉調味。

涼拌藕片

鮮藕、鹽、糖、醋（用白醋顏色會更純淨）、辣椒油、花椒油、香油、雞精、蒜泥各適量。鮮藕去皮洗淨，然後切成片，入滾水稍微煮一下，放入調味料拌勻即可食用。

妙用韭菜，自己下廚做出扶陽助陽的黃金搭檔

春天食用韭菜，除了有助於養護陽氣外，對腎陽虛導致的夢遺、腰酸、小便頻數、小兒尿床、婦女腰酸白帶多、男性性功能低下都有一定的治療功效。

韭菜是我們經常食用的蔬菜，自古以來就受到人們的喜愛和重視。詩人杜甫曾寫下「夜雨剪春韭，新炊間黃粱」的詩句。宋代詩人蘇東坡也有讚美春韭的詩句：「漸覺東風料峭寒，青蒿黃韭試春盤。」看這些詩句，不知道大家有沒有發現一個問題，這些詩人都在韭菜之前冠以一個「春」字。

為何要特別強調春天的韭菜呢？《本草綱目》記載：「正月蔥，二月韭」，就是說，2月生長的韭菜最適合人體食用。春天的韭菜除了有益於人體健康外，相對於其他季節來講，春天的韭菜吃起來最香，俗話說：「韭菜春食則香，夏食則臭」。

春天食用韭菜有兩個妙用，一個是補陽，另一個是助性。《本草綱目》記載，韭菜性溫，味

甘、辛，具有補腎壯陽、溫中開胃、散瘀活血的功效。春天氣候漸暖，人體內的陽氣逐漸開始生發，但是因為人體已經忍受了一冬的寒邪之苦，加上還有倒春寒的存在，所以人體陽氣生發的速度遠遠不及自然界陽氣生發的速度。

為了使其與自然界的陰陽變化相一致，我們最好借助外力推動一下，那麼食用韭菜無疑是一個不錯的辦法。這是因為韭菜性溫，可祛陰散寒，是養陽的良藥，所以春天一定要多吃韭菜。此外，春天人體肝氣易偏旺，從而影響脾胃的消化吸收功能，適當食用一些韭菜，可以促進脾胃的消化功能，進而發揮脾、胃、肝三臟同養的目的。韭菜雞蛋、韭菜餡餅都比較適宜食用。

春天食用韭菜，除了有助於養護陽氣，還能助性，對腎陽虛導致的夢遺、腰酸、小便頻數、小兒尿床、婦女腰酸白帶多、男性性功能低下都有一定的治療功效。

根據古人「同氣相求」的理論，韭菜迎陽而發，因此具有陽氣的特性。人食用之後，它會將這種特性傳遞給我們的身體，達到補陽的功效。人身體中的陽氣足了，各個臟腑器官的功能也會相對處於比較活躍的狀態。顯然，這對改善性功能是很有好處的。

家裡種過韭菜的人可能都知道，韭菜的生命力是比較頑強的，割過一茬，另外一茬很快就會長出來。而且你無需費心思照顧它，長勢也會非常好。中醫認為，韭菜味辛、甘、鹹，入腎經，具有散瘀行滯、安五臟、補腎助陽、行氣活血、解毒之功，因此，韭菜有助於促進性欲、改善性功能。

對於韭菜能促進性欲、改善性功能，《飲膳正要》中記載了這樣一件事：

在延祐年間，元仁宗在新疆打敗了沙皇的侵略軍隊，班師回到了大都。雖然戰爭獲勝，但是因為數年在外行軍，過著居無定所、顛沛流離的生活，這也使他原本強壯的身體每況愈下。所以回朝後，他出現精神疲憊、腰膝冷痛等腎陽虧虛的症狀，並發生陽痿，這使他十分痛苦。專門負責宮中飲食調理的飲膳御醫、蒙古族營養學家忽思慧瞭解了元仁宗的病情後，想到一個食療方為其調治。這個食療方即是「羊腎韭菜粥」。元仁宗服用這款藥膳不到3個月，病情即完全康復，並使王妃懷孕。他非常高興，命忽思慧將此粥列為宮廷食膳良方，常年服用。

正因為韭菜有壯陽之功，因此民間也有「壯陽草」之稱。用韭菜壯陽，可以試試下面的食療方。

羊腎韭菜粥

取羊腎1對，羊肉、粳米各100克，枸杞30克，韭菜150克，食鹽、薑末、蔥末和蒜末等調味品各適量。先將羊腎沖洗一下，然後對半切開，去除臊腺，再用清水沖洗乾淨，切成小丁。羊肉沖洗乾淨，切成小塊。韭菜洗淨，切成碎末。粳米淘洗後，放入高壓鍋中，然後將切好的羊肉、羊腎放入，熬到米熟爛。然後打開鍋，將韭菜末和枸杞以及其他調味品一同放入，再煮二三沸即成，可每日服1劑。

韭菜炒肉

豬肉200克，嫩韭菜100克，精鹽、醬油、白糖、食用油各適量。豬肉洗淨，切絲；韭菜擇洗乾淨，瀝去水，切段。鍋熱後放食用油，先將肉絲中的肥肉部分放進去，煸炒出油後，再將瘦肉放進去，炒至肉變色，放醬油繼續炒至肉絲上色盛起。原鍋放油燒熱，下韭菜，加精鹽、白糖，迅速翻炒幾下，倒入肉絲合炒均勻即可食用。

第五章

管好七情六欲

不傷陰陽，就是滋陰補陽最好的「藥」

中醫講「怒傷肝，喜傷心，憂悲傷肺，思傷脾，驚恐傷腎」，是說人的七情只要超過限度就會擾動體內氣血，傷及五臟，導致陰陽失衡，疾病叢生。因此，在日常生活中，要管理自己的七情六欲，以遠離疾病，保持健康。

藥補不如食補，食補不如神補

與食補、藥補相比，神補的作用更大。只有心神得養，氣血運行才不會受到擾亂。氣血各行其道，各盡所能，以使身體保持陰平陽秘的狀態。相對於其他影響身心健康的因素，養神更具有至關重要的意義。

隨著生活條件的改善，人們也日漸關注身體，由此展開了補養的熱潮。重視身體健康，無疑是一件好事，只有關心身體健康，才能預防疾病的發生，這有助於提高人們的生活品質，降低死亡率。雖然補養好處很多，但是補養也要講究原則，那就是藥補不如食補，食補不如神補。

什麼是神？所謂的「神」，簡單理解就是精神面貌。比如有的人經常皺眉頭，心事重，有的人整天笑呵呵。不同的人，給人的精神感覺不一樣，可以將對方從心裡流露出來的那種狀態稱之為神。這種神源於心，卻影響到身，神補的就是你的心。

現代醫學研究表明：在安詳的情況下，能使身體免疫功能增強、代謝旺盛、氣血和暢，從而調整氣血陰陽，最終達到「陰平陽秘，精神乃治」的目的。現代人工作壓力大，經常使自己陷入一種高度緊張的精神狀態。

比如有的人總是沒力氣，經常腰酸背痛，人也比較敏感，即使看見落葉凋零也會傷心很久，緊張感持續不去就會反過來作用於身體，並出現問題。因此，我們要養好自己的神。

與食補、藥補相比，神補的作用更大。只有心神得養，氣血運行才不會受到擾亂。氣血各行其道，各盡所能，以使身體保持陰平陽秘的狀態。相對於其他影響身心健康的因素，養神更具有至關重要的意義。那麼如何進行神補呢？下面介紹幾個比較實用的方法。

（一）**抑目靜耳**。老子曾說「五色令人目盲，五音令人耳聾」，這句話的意思是說，亂視雜聽，會損害神氣，破壞營養平衡，進而危及人體健康。因此，在日常生活中我們要抑目靜耳，使擾亂心神之物不得入，以使心神得養。持續此法，不但有助於平衡陰陽，遠離疾病，還有助於延年益壽。對此，孫思邈在《千金翼方》中說：「養老之要，耳無妄聽，口無妄言，身無妄動，心無妄念，此皆有益老人也。」因此，在日常生活中眼睛和耳朵須遠離外界刺激，做到目不外視，耳不外聽，以養好心神。

（二）**刺激兩大穴位**。隨著年紀的增長，陽氣日漸衰減，身體逐漸虛弱，飲食無味，記憶力變差，腿腳變得沉重，頭髮花白……心理上難免會產生「萬事零落、心無聊賴」的失落感，使心神不得養。在心神不寧的狀況下，疾病則會呈現加重趨勢。當心神不寧的時候，不妨用好神門和關元兩大穴位，以調養心神。

神門穴（見圖 5-1）是手少陰心經的穴位之一，對這個穴位進行刺激，有瀉心安神、滋養心陰之功。可用拇指指腹，先對其進行按壓，按壓力道應由輕到重，以患者能忍受為宜，每次按

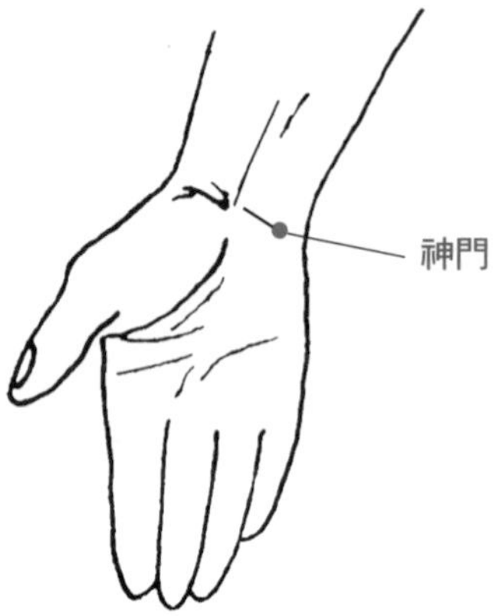

5-1　神門穴

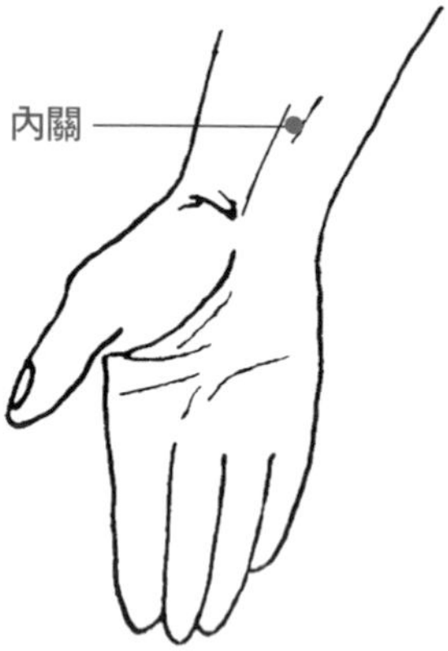

5-2　內關穴

壓2分鐘即可。為了加強療效，按壓之後再對其進行按揉，按揉到穴位所在處有痠、脹、痛、麻、熱、沉等「得氣」感為度。

內關穴（見圖5-2）是心包經上重要的穴位之一，對其進行按摩，不但有助於促進心包經經脈暢通，平衡氣血陰陽，還可以預防冠心病、心臟病的發生。可用拇指對其進行掐按，每次10～15分鐘，每日2～3次。在對該穴進行掐按的過程中，若是感覺到氣向心臟處傳動則說明見效明顯。

（三）**以坐養神**。中國傳統養生學中，提倡「坐如鐘，立如松，臥如弓」；老百姓也常說：「行走坐臥皆功夫。」若是想通過靜坐達到養神的目的，需要把握以下幾點：盤腿坐，女性可以將左腳放到右腿上，男性則將右腳放到左腿上；雙手自然落到雙腿上；坐的時候要心平氣和，意守丹田，閉上雙眼，全身放鬆。每次靜坐10分鐘左右為宜。

當我們盤腿而坐的時候，不但有助於養神，而且對防治膝關節疼痛、風濕性關節炎、下肢靜脈曲張及小腿痙攣等症也有較佳的效果。這是因為當我們盤腿而坐時，腿部的氣血運行會受到影響。這時候大腦就會發出一個指令，使身體氣血循環會自動努力向兩腿流動，於是會將腿部堵塞的地方衝開，因此可以預防與腿腳有關的疾病。

上面介紹了幾種神補的方法，只要大家長期持續，相信定會養好心神。心神得養，一身之氣難受擾亂，陰陽就會自平，疾病自然難生。可以說以神補陽的作用是任何藥物和營養品所不能比擬的。因此，我們一定要重視神補的作用，千萬不要耗費心神，以防患病。

「志閑而少欲」，才能維護陰陽平衡

「志閑而少欲」，身心不被外物所累，生活得輕輕鬆鬆，不但少患病，而且精神愉悅，可以說「志閑少欲」是平衡陰陽的重要手段。

「志閑而少欲」後面還有這樣幾句話：「心安而不懼，形勞而不倦，氣從以順，各從其欲，皆得所願。」這句話的意思是：凡是志向堅定並且欲望較少的人，心態就能平靜，心中也沒有什麼事情值得畏懼。雖形體勞動但又不過度疲倦，真氣就能由此而調順，身心就能安寧。可見，「志閑而少欲」有助於養護真氣，平衡陰陽，維持身體健康。

「志閑」中的「志」有兩個意思，即「記憶」和「志向」。記憶是針對過去而講，志向則是針對未來而言。這裡的「閑」我們可以這樣理解，即放下，使之保持安靜。通過對「志」和「閑」含義的分析，可以看出「志閑」就是把過去和將來的事情都放下，活在當下。

我們要對自己有一個清楚的認知，知道自己想幹什麼，知道自己想要什麼，要活在當下，做好當前自己要做的每一件事情，而不是無休無止地抱怨現在，留戀過去，幻想將來。否則，你就會勞心傷神，耗費元氣。

史小姐曾是一名幼稚園的老師，和孩子生活在一起，讓她感受到生活的純真。因此，在幼稚園裡，她每天都生活得很開心，可是只要一踏出幼稚園，就如同變成另一個人一樣，整天鬱鬱寡歡，嘮嘮叨叨，搞的家裡沒有片刻安寧。原來，她得知大學同學賺錢都比她多後，心裡產生了一種不平衡感，也想換工作，和孩子在一起就把這事給忘了，可是回到家就糾結。糾結的時間長了，身心疲憊，一臉土黃色，看上去很不健康。

為什麼要去羨慕別人呢？愛自己所選擇的，並且持續下去，你也可以成功。所謂「天外有天，人外有人」，不要管別人如何，只要知道自己該怎麼做就可以了。走好自己的路，才會真的成功，真的幸福。

志不閑除了與外界影響、自身修養等原因有關外，腎虛也是一個主要原因。中醫有「腎主志」的說法，若是「志」失常，如記憶力減退、整天渾渾噩噩，則可能是腎虛。腎是人體的先天之本，腎虛則會導致臟腑陰陽氣血失調，因此，患者除了情志會受到影響外，也會面臨諸多的健康問題。如何知曉「志」不閑與腎虛有一定的關係呢？我們可以從腎虛的症狀著手。

腎虛可分為腎陰虛和腎陽虛。腎陽虛的典型症狀為腰酸、四肢發冷、畏寒等；腎陰虛的腰酸、燥熱、盜汗、虛汗、頭暈、耳鳴等。志不閑兼有以上症狀，則要考慮腎虛的可能。

這種情況下可以做強腎操，腎功能恢復正常，「志」自然就閑了。

強腎操的具體方法如下：兩腿自然分開，與肩同寬，雙手屈肘側舉。在側舉的過程中，五指併攏，達到耳部後緊貼在雙耳上，持續幾秒後鬆開，再貼。此動作反覆做10次左右。然後雙手繼續上舉，直到不能再伸展。連續做3～5次為一遍，每日可酌情做3～5遍。雙手上舉時吸氣，復原時呼氣。此養腎功法雖然動作簡單，但是能暢達經脈，使氣歸於丹田，發揮平衡陰陽之功。

說完了「志閑」，我們再來瞭解一下「少欲」。所謂「少欲」，指人不能有過多的欲望，讓欲望有一個界限，這樣才能「心安而不懼」。生活中的誘惑很多，誘惑燃燒了欲望，欲望焚毀了身心。欲望太多，會損耗元氣，導致陰陽失衡，進而導致疾病。

有的朋友問，面對物欲橫流如何少欲？若想少欲，一定要記住九個字，即「守正氣」、「保和氣」、「養靜氣」。

守正氣，無非就是在為人處世中，要不失去浩然正氣；保和氣，是指具有和諧之心，提升欲望的層次，從追求物質性的需求轉向精神上的追求；養靜氣，是指使內心保持寧靜，不被外物所累。只要做到這三點，就一定可以控制並誘導自己的欲望，使身心不被外物所累。

「志閑少欲」，有助於調節人體的陰陽平衡，保持臟腑器官的正常功能，補充人的精、氣、神，使人身心安寧。身心不被外物所累，生活得輕輕鬆鬆，不但少患病，而且精神愉悅，可以說「志閑少欲」是平衡陰陽的重要手段。

其實，我們生活在塵世之中，若是希望自己不為紅塵瑣事所累，一定要記住一點，那就是凡事盡力之後莫強求。你能做的就是按部就班地去過自己的生活，不要這山望著那山高，因為在你前面永遠都有更高的山。給自己一個界限，給自己一個尺度，就是給心靈一次洗禮。孟子說得好：「養心莫善於寡欲。」尋覓且感受到淡定從容、不以物喜的快樂，本身就是智慧，是正確的養生之道。

虛心方可納物，恬淡才能從容，陰陽才可平衡

不管是從提升自身修養的角度來講，還是從養生保健的層面來說，我們都應講究一個「虛」字，要有謙虛的心態。只有這樣才能看到自己的不足，學到更多的養生知識，為益壽延年打下堅實的基礎。

「虛」字，有故地之意。因此我們也可將其理解為居室。居室是容納人和物的地方，只要居室設置合理，空間就會大，容納的物品自然也多。在我們身體當中，也有這樣一個居室，那就是我們的心。有這樣一句話：比天空更廣闊的是海洋，比海洋更廣闊的是人心。心這個「居室」雖然很小，卻可以容萬物。當然，這要取決於一個人的修養水準。偏見、成見、嫉妒越多，心的用處越少，容量越小，這不但會影響到你的生活品質，也會危及身體健康。

心的容量小，看見比自己強的又恨又嫉妒；遇到什麼事情，立馬火冒三丈，恨不得將別人生吞活剝了；遇到高興的事情則眉毛都在笑，恨不得讓全天下的人都知道。一會兒悲傷，一會兒喜，一會兒又怒了，情緒不平和，對身體的傷害最大。《黃帝內經．素問．陰陽應象大論》中

說：「天有四時五行，以生長收藏，以生寒暑燥濕風。人有五臟，化五氣，以生喜怒悲憂恐。故喜怒傷氣，寒暑傷形，暴怒傷陰，暴喜傷陽。」還說：「喜怒不節，寒暑過度，生乃不固。」大意是說：自然界四時五行的更迭變化和寒、暑、燥、濕、風等不同的氣候，使自然界中的萬物得以順利生、長、收、藏。對於人體而言則有五臟，五臟之精可化為五氣，產生喜、怒、悲、憂、恐五種情志。情志的不良變化，會傷及陰陽，導致疾病。

這說明人的情志變化雖是人體正常的情感表現，但是要有一個限度，若是超過了這個限度，就變成了傷害身體的毒，破壞陰陽平衡，累積五臟氣血，導致疾病。生活中因情志致病的例子不在少數，因此，若是想少生病，心的度量就要大，情緒就要平和。

不管是從提升自身修養的角度來講，還是從養生保健的層面來說，我們都應講究一個「虛」字，要有謙虛的心態。只有這樣，才能看到自己的不足，學到更多的養生知識，為益壽延年打下堅實的基礎。

鐘老先生是一位畫家，平時深居簡出，潛心創作。雖然在創作上造詣頗深，但是從不為此而沾沾自喜。每逢客人拜訪，或者是有學生前來求教的時候，他必定親自斟茶，並且與其傾心交談，面有和色、心境恬淡、誠心待人、虛心修身，和鐘老先生接觸過的人無不被其淵博的知識、寬厚之德所折服。而鐘老先生在贏得眾人尊敬的同時，也因虛心納萬物，使心態保持平衡，為健康打下了堅實的基礎。雖然已年近古稀，但是身體依舊很健康。

上面我們所說的虛心，即謙虛之心。虛心可納萬物，除了這個意思外，還有一層含義，即虛無之心。內心虛無才能以恬淡的態度對待生活。「恬」者，心境坦蕩愉悅也；「淡」者，視名利如過眼雲煙也。正如諸葛亮所說：「夫君子之行，靜以修身，儉以養德。非淡泊無以明志，非寧靜無以致遠。」只有做到恬淡虛無，才能使心處於平和的狀態，否則心裡總是七上八下，心神片刻不得安寧。

有個成語叫「忐忑不安」。這個成語的意思是說心總是七上八下的，不得安寧。心神不寧，會擾亂氣的運行，而氣血是水乳交融的，氣的運行不暢，又會影響到血。這樣一來，就容易導致氣血不足，如果血不能順利上行到頭，就會出現頭暈腦漲等症狀；若是血不能正常下行，就會出現月經不調、閉經等症狀。氣血虧虛，陰陽必損，患者又會出現陰陽虧虛的症狀。

若希望自己的身體陰陽平和，氣血通達，那麼就應做到虛心以納萬物。我們都是芸芸眾生中的平凡一員，很多事情擺脫不了，但是我們卻可以讓自己的心不蒙受紅塵的塵埃。若是想做到恬淡虛無，就應提升自己的品德，多與品德高尚之人相交，使自己受到這些人的影響，進而使自己也成為恬淡虛無之人。

此外，也可以靜心觀賞一下書法。《臨池管見》說：「作書能養氣，亦能助氣。」康熙說：「寬懷只有數行字。」我們在觀賞書法的時候，會將心中的瑣事忘卻，盡情去感受書法中的無窮魅力。這有助於靜心凝神、舒暢氣機，使情緒處於有利身心的良好狀態，是一種非常有益的保健方法。除了欣賞書法之外，也可以多聽音樂或者動手做手工，對舒緩身心壓力、保持內心的恬淡虛無也是比較有幫助的。

對自己的七情六欲既要管理，又要順從

不管是對待七情還是六欲，都要拿出「適當順從、及時管理」的態度。對七情六欲進行適當的順從有益於氣血調和、陰陽平衡。但要記住，不能讓這種順從導致情欲氾濫成災，以防危及健康。

人都有情欲，正因為情欲的存在，我們的生活才變得多姿多彩。何為七情？何為六欲？中醫認為，七情為「喜、怒、憂、思、悲、恐、驚」七種情志，這七種情志過度，可能導致陰陽失調、氣血不和而引發疾病。七情分屬五臟，以喜、怒、思、悲、恐為代表，稱為「五志」，也被稱為「五神」。五臟與五神的關係是：心藏神、肺藏魄、肝藏魂、脾藏意、腎藏志，所以稱五臟為「五神臟」。

心在志為喜。當我們知道一件讓自己高興的事情，這時候會感覺心情舒暢，有時候甚至還會情不自禁地哼起小調，這就是心中喜悅時的外在反應。喜為心所主，適當的喜樂，能使血氣調和，陰陽平衡，心情舒暢，有益於心的生理活動。人高興的時候身體會有一種比較舒服的感

覺，這是因為身體中氣機通暢，陰液物質也能自由流動，周身上下處於一種和諧的狀態。但過度的喜樂則可損傷心神。正如《黃帝內經．素問．陰陽應象大論》中所說的那樣：「喜傷心。」

喜明明是好事情，為什麼還會「傷心」呢？古人認為「心藏神」，正常的喜樂使精神愉快，心氣舒暢。但若喜過了頭，就會損傷心氣。中醫有「喜則氣緩」的說法，實際上這個「緩」應當是渙，也就是渙散的意思。喜在一定範圍內，有利於氣機通暢，但若是過了頭，氣就會渙散，這種情況下就會出現心悸、失眠等症，嚴重的還會精神異常。這如何解釋呢？心藏神，心氣不足，則不能好好控制神智活動，就會出現神智失常的症狀。

喜傷心若是已經導致神智失常的話，可以用使其感覺恐懼的辦法對其進行治療，此種方法就是中醫所說的「恐勝喜」。對此，《黃帝內經．素問．五運行大論》說：「其志為喜，喜傷心，恐勝喜。」若是喜傷心還沒有達到導致人情志失常的地步，可以對神門和內關穴進行按摩，以補益心氣，平衡陰陽，預防疾病的發生。

肝在志為怒。「怒髮衝冠」這個成語的意思是心中很憤怒，以致頭髮都立了起來。當然，這是一種比較誇張的說法，憤怒雖然不至於如此，但是卻可以抑制陽氣生發，擾亂氣血運行，破壞身體中的陰陽平衡。憤怒對肝的傷害尤為嚴重，臨床上醫生總是會叮囑肝病患者一定要少生氣就是這個原因。對此，《黃帝內經．靈樞．百病始生》說：「忿怒傷肝。」

有了怒氣不發洩，怒氣化火，不利於陰陽平衡。怒氣發洩不出去，時間長了，胸口會有憋悶感，這就是氣機不調。此外，還會感覺胸口發熱，這說明氣已經化火。可見生氣的時候，不發洩也不行。當你憤怒了，最好離開導致憤怒的環境，轉移注意力，通過一種比較和緩的方式發洩心中的怒火。

如果經常容易動怒，可能是肝經不通，阻塞氣血運行。因此，可以吃點疏肝理氣的食物。容易動怒的人不妨試試四寶養肝粥。

脾在志為思。思，即思考、思慮，是人的精神意識思維活動的一種狀態。正常思考問題，對身體的生理活動並無不良影響。若是思慮過多，就會傷害到脾。脾的作用主要是將氣血運送到身體各處。若是脾功能失常，不能好好運送氣血，就會導致津液虧虛，而出現一系列陰虛症狀。憂思不止時可以對大腿處的脾經（見下頁圖5-3）進行重點按摩，按摩時用點按的方法即可。若是在進行點按的過程中，出現疼痛的感覺，則表明脾經已經不通，因此，要長期持續進行按摩，每天按摩1～2次，每次按摩15～20遍即可。

肺在志為憂。說到憂，很多人會想到林黛玉。林妹妹雖然美若天仙，可是確實憂傷滿懷，這可能也是導致她「早逝」的原因。中醫認為憂愁由肺所主，肺的主要功能就是「司呼吸」，可見肺和一身之氣的關係很密切。因肺主氣，所以憂愁過度易傷肺，所謂「悲則氣消」。適度的悲傷是可以的，但是過度悲傷就會損耗氣，進而不利於陰陽平衡，因此，在生活當中我們要學會控制自己的不良情緒。

經常笑一笑還能使胸部擴張，肺活量增大。特別是清晨鍛煉時，若能開懷大笑，可使肺吸

四寶養肝粥

取雞內金、茯苓、玄參、生山楂各10克，白米50克。將雞內金研為碎末，與玄參、茯苓、生山楂同置砂鍋，加清水1,000毫升煮沸，加入白米，小火熬到白米熟爛即可。

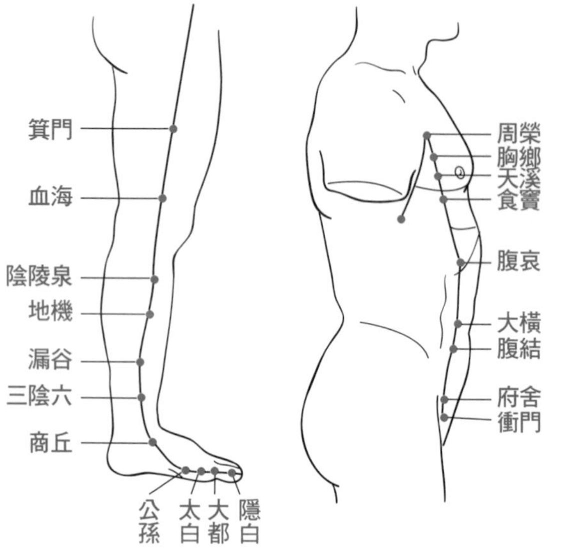

5-3 脾經

入足量的氧氣，呼出二氧化碳，加快血液循環，從而達到臟腑氣血調和，保持人的情緒穩定。

腎在志為恐。恐，即恐懼、膽怯，是人們對事物懼怕時的一種精神狀態，它可對身體的生理活動產生不良刺激。《黃帝內經》有「恐則氣下」的說法，意思就是過度的恐懼有時可使腎氣不固，導致二便失禁。腎的精氣不固，腎中陰陽虧虛，疾病自然就不請自來。恐傷腎者可以腎俞穴進行按摩。

以上就是七情對臟腑的傷害及其調治辦法。人除有七情外，還有六欲。那麼，什麼是六欲呢？人渴望生存，懼怕死亡，活著的每一天嘴要吃，舌要嘗，眼要觀，耳要聽，鼻要聞，這些欲望與生俱來。後來有人將其概括為「見欲、聽欲、香欲、味欲、觸欲、意欲」六欲。

不管是對待七情還是對待六欲，都要拿出「適當順從、及時管理」的態度。對七情六欲進行適當順從有益於氣血調和、陰陽平衡。但是要記住，不能讓這種順從導致情欲氾濫成災，以防危及健康。若是該收斂的不能收斂，該放下的時候不能放下，就會危及身體健康，以致狂風大浪四起，最後受害的就是自己。

笑一笑，陰陽平衡不生病

緊張和壓力會破壞人體的陰陽平衡，要如何應對這種情緒危機呢？有一個方法，那就是「笑」。有很多事情，我們都能以笑釋懷，這也是比較有效釋放壓力的一種辦法。

民間有句俗話：「笑一笑，十年少；愁一愁，白了頭。」這話其實是有一定道理的。愛說愛笑的人，心裡不藏事，這樣一來即使是情緒抑鬱了，他們也會很快將這種不良情緒發洩出去，避免情緒破壞身體中的陰陽平衡，進而導致疾病。

笑除了有助於保持陰陽平衡預防疾病外，還能發揮健身的功效。每笑一聲，從面部到腹部約有80塊肌肉參與運動。如果笑100次，那麼心和肺都能得到較好的鍛鍊。可見，笑有一舉兩得的功用。

隨著生活節奏的加快，越來越多人生活在沉重的壓力之下，這種壓力不但壓垮了他們的身體，也壓垮了他們的心。越來越多的人，因為不堪重負而患上精神方面的疾病。臉上的笑容越來越少，總是很難高興起來。心理抑鬱，直接導致身體問題叢生。陰液不足，火氣大，隨時都在等待時機和別人大打出手……。

理論上，陰液不足，陽氣占據主導地位，這種情況下身體應該溫暖。但實際情況則不然，嘴上起泡，手腳卻是冰涼的。這是因為氣為陽，有溫煦功能。在陰陽不平衡的狀態下，隨著陰液虧損得越來越嚴重，勢必也會影響到身體當中的陽氣。陰液虛衰，陽氣也越來越不足，於是就出現了上面的症狀。從表面上看，身體是陰虛陽盛，但實際上是陰陽都已經匱乏。這樣一來，身體系統就會陷入更加混亂的狀態。同樣也會導致緊張和壓力的進一步增加，若是這種壓力長期得不到釋放的話，那麼外界的壓力就會促使人體陰陽更不平衡。

如何應對這種情緒危機？有一個方法，那就是笑。一個朋友曾經說過這樣一句話：「愛笑的人運氣終究不會太差。」我想這不僅僅適用於生活，也同樣適用於身體。有很多事情，我們都可以以笑釋懷，這也是比較有效、釋放壓力的辦法。

周女士，今年四十多歲，近一段時間的事業發展遇到了瓶頸。但是她這個人天性樂觀，即使是面對裁員的厄運，她每天還是吃吃喝喝有說有笑。和她一起即將被裁員的同事，很難理解她的這種行為，於是對她說：「都要火燒眉毛了，你怎麼還能笑得出來。」她依舊笑呵呵地說：「該來的總是會來，我不能因此而喪失我享受生活的心情。」

她不只在工作中願意笑，在家庭裡也一樣。可能是她的笑容讓人感覺很溫暖，丈夫很愛她，孩子也很懂事，一家人其樂融融，讓其他人都很羨慕，直讚她嫁了一個好丈夫，生了一個好兒子。但她卻不這麼認為，她說自己之所以能有一個幸福的家庭，關鍵在於她非常愛笑。和丈夫吵架，她忍不住笑了，大事化小，小事化無；和孩子生氣，轉身也忍不住就笑了，她就是這樣用笑容換來了幸福。

笑，用錢買不到，和別人也借不來，不過我們卻可以對其進行投資，那就是經常和愛笑的人交往。經常和他們待在一起，我們一定會受到他們這種正面情緒的感染，自己也會變得愛笑。

這裡所說的笑，指的是那種我們可以感知到的笑，是發自心底的笑容。哈哈一笑，身心皆輕鬆。我們在笑的時候要注意吞津、提肛。除了我們老百姓常說的笑之外，還有一種笑稱之為內笑。

內笑是道家用來緩解壓力的方法之一。所謂內笑，即道家利用微笑的來練功，微笑具有很好的治療潛能，所以能幫助自己釋放體內鬱積的有害能量，並以積極的笑取而代之。具體方法如下：首先使眼神充滿笑意，然後將笑意送到內心，並把它引向五臟六腑，最後遍佈全身，使全身都充滿快樂、愛的能量。這種靜心和自我調攝的方式對健康非常重要。通過一段時間的內笑練習，微笑就會從你的內心散發出來並感染你周圍的人。真正的內笑有著神奇的效果，像陰霾天空中的一縷陽光，給予人希望和憧憬。

恐懼最傷陰陽，要追求「心無罣礙」的境界

過度恐懼的時候，會導致身體內分泌功能紊亂、陰陽平衡遭到破壞、人體的免疫功能失調、自身抵抗病邪的能力下降。若是想保持身體健康，就必須遠離恐懼，若想真正遠離恐懼就應做到心無罣礙。

中醫有「恐傷腎」之說。適度的恐懼是身體的一種自我防護手段，比如當我們遇到危險的時候，就會有恐懼的感覺，在這種壓力之下，我們才能規避風險，以保證自身安全。但若是恐懼過度，則會損耗腎氣，使腎氣不固。腎氣不固，陰陽自傷，身體隨之出現諸多狀況。

一般形容一個人過度害怕時，會說「嚇得他屁滾尿流」，那麼一個人受到極度驚嚇的時候為什麼會出現這樣的狀況呢？這是因為腎氣有固攝作用，當過度驚嚇時，腎氣不能固攝，於是出現了一般所說的「屁滾尿流」。深陷恐懼之中，除了會出現以上症狀外，還會導致高血壓、冠心病，並且還會加快衰老速度。倘若驚恐過於激烈，或者恐懼的時間持續過長，超過了人體所能調節的程度，恐就成為一種致病因素，對身體造成危害，嚴重者可因驚恐過度而喪命。

從上面的分析中我們不難看出，恐懼對身體的傷害是比較大的。當過度恐懼時，會導致內分泌功能紊亂，陰陽平衡遭到破壞，人體的免疫功能失調，自身抵抗病邪的能力下降。若是想保持身體健康，就必須遠離恐懼，若想真正遠離恐懼就應做到心無罣礙。

可以試著想一想，遇到危險的時候，我們是不是會經常感到恐懼？一顆心總是懸在那，感覺到坐立不安，有時候甚至為此而整晚失眠。之所以如此，是因為我們不能放下，一顆心總是處於患得患失中，在這種情況下，你所恐懼的東西已經通過意識轉化成了污濁之物，浸透到你身體的每一個細胞當中。你越是放不下，這種污濁浸透得越厲害，直到有一天你無力承受為止。當對這種污濁之物的恐懼已經達到極限的時候，我們可能就已經無法掌控自己的健康了。

因此，平時要勤於擦拭我們的內心，不讓自己的心蒙上塵埃，心才能得到解放。擦拭塵埃是去表，若是治本則需要進入內心深處，將裡面的污濁請出去。如何進入內心深處，無疑就是放下，真真正正、徹徹底底地放下。

當然，除了放下之外，有一點也很重要，那就是對於正在發生或已經發生的事情，要及早想好應對的策略。這樣你就不會覺得手足無措，即使後果非常糟糕，因為你關心的是問題的解決辦法，而非問題本身，所以也就不會感覺到有多恐懼。我們在生活當中應該積極培養這種意識，相信自己會因此而受益。

一個人若是恐懼，並已出現精神方面的疾患，可以用脾之志——「思」——去應對。中醫認為，恐為腎志，思為脾志，因土能克水，而腎屬水，脾屬土，所以可用脾之志——「思」——來治療各種由腎之志——「恐」——引起的疾患。即當人過於恐懼時，不妨想一些憂傷、開心、不幸的事，以緩解心理恐懼。《續名醫類案・驚悸》一書中記載了這樣的一個醫例：

有一個病人，名叫沈君魚。此人整天擔心死亡，總是覺得自己離死亡已經不遠了，於是惶惶不可終日。為了治好他的病，家人請了當地的名醫盧不遠為他進行治療。盧不遠和病人促膝長談了一次，在這次長談之中，病人想到了很多事情，情緒也隨之跌宕起伏。但是這次長談之後，病人心中對死亡的恐懼感明顯減輕了很多。

第二天這個病人又找到盧不遠，聲稱其占了卜，上說其10天內就要死去，因此十分緊張。盧不遠便留他住在自己家裡，病人覺得醫生在身旁，便放心了許多。就這樣10天過去了，病人依舊未死亡。後來盧不遠又介紹他去找和尚練習坐禪，經過一百餘日的閉目沉思之後，病人的恐死心理終於消除。

以思勝恐的例子還有很多，當患者的恐懼比較嚴重的時候不妨一試。除了以上這種方法外，經常恐慌的患者也可以嘗試一下靜默法。靜默法屬於靜坐方法中的一種，但是和其他靜坐方法相比，此種方法簡單易行。練習靜默法，我們只需要選擇自己舒服的坐姿，閉上眼睛，然後將自己的意識集中到一個物體、一個聲音或者是一種體驗上。此外，也可以閉上雙眼，全身放鬆，然後做一些呆板的動作。每天靜默2次，早晨與下午各1次，每次20分鐘。

這裡建議大家即使沒有被恐懼所擾，也最好靜默一下。這是因為它能使練習者恢復更高效率的活動，它是補充練習者腦力與體力資源的過程。當我們疲勞的時候，強迫自己的身體去工作實際上是不會有太大的效率，但是練靜默法，會驅走疲勞，幫助我們更好地應對工作。

「淫邪不能惑其心」——誘惑面前要站穩腳跟，平衡陰陽

淫邪都具有一定的誘惑性，一旦我們被誘惑，心神搖盪，精氣神不安，陰陽平衡被打破，健康問題也就會接踵而來。因此，在誘惑面前要站穩腳跟，讓心中的正氣長存，讓身體中的陰陽常在。

導致陰陽逆亂的因素，我們可以將其稱之為淫邪。《黃帝內經·素問·八正神明論》說：「陰陽相錯，真邪不別，沉以留止，外虛內亂，淫邪乃起。」淫邪，有些來自於自然界，如風、寒、暑、濕、燥、火六氣超過了人體所能承受的限度，就會導致人發病，於是它們就成了自然界中的淫邪，中醫將其稱之為「六淫」。除了自然界中的淫邪，日常生活中也到處充斥著淫邪，諸如淫亂邪惡的事物、過激的情欲等。

自然界中的淫邪會通過肌膚、口、鼻等侵犯人體，破壞人體中的陰陽平衡，導致疾病，如感冒、風濕、中暑等都是自然界中的寒邪侵犯人體而致。日常生活中的淫亂之邪雖然不能通過以上管道在身體中興風作亂，但是卻能使人的心受到迷惑，摧毀人心中的正氣。

若是心中正氣長存，不為欲望所誘，身體就會處於陰平陽秘的和諧狀態。具有溫煦功能的氣推動著身體中的陰血以固定的節奏在身體中運行，滋養五臟六腑、四肢百骸。臟腑器官也會感受到這種一派祥和的狀態，彼此間相互配合，完成系統間的作業。若是心受到迷惑，正氣削減甚至消亡，身體中的淫邪氾濫成災，即使身體固若金湯也必將會被摧毀。

可以說，誘是因，惑是果。一旦你沒有管理好自己的欲望，就會被其所惑。我們看看這個「惑」字，下面為一個心，也就是說，當你迷失在欲望中的時候，你的心就會迷亂，導致心緒不安、驚魂不定、喜怒無常。在這些不良情緒的支配下，氣血運行忽而緩慢，忽而加速，不利於陰陽平衡，危及身體健康。

對於自然界中的淫邪，只要採取適當的防衛措施，對其進行防範就可以了。如預防寒邪入侵，冬天不要長時間待在寒冷的地方，食用溫熱食物；夏天不要長時間待在有空調的房間內，不要淋雨，不要涉水等。因為我們是自然界中的一部分，不可能徹底遠離自然界中的六淫，因此，我們能做的只是從生活細節方面著手，將六淫對身體的危害降到最低。

說完了自然界中的六淫，我們再看如何遠離生活中淫亂邪惡事物的誘惑。若是想在誘惑面前站穩腳跟，使陰陽不遭到破壞，以達到防病、益壽延年的目的，我們可以從以下幾個方面著手。

首先，要盡可能遠離誘惑。當我們看見美食的時候，我們就會產生吃的欲望……但是，若是我們遠離這些誘惑，心神就會安寧，邪念不動，則陰陽自平。在一生當中，每個人都會遇到形形色色的誘惑，戰勝它們的最好辦法，不是坐懷不亂，而是遠離它們。所謂「眼不見心不煩，耳不聽心不亂」，對於充滿誘惑的淫邪之物，與其面對著它們控制自己內心的欲望，讓自己的身心飽受煎熬，還不如遠離，使自己的內心保持平和。

當然，生活中的誘惑是無處不在的。有時候儘管我們想遠離誘惑，但是受客觀條件的限制根本遠離不了。在這種現實條件下，我們就應節制自己的情欲。中醫常說，人有七情六欲，我們可以將其統稱為「情欲」。若是情欲沒有超過一定的度，可幫助我們以更佳的狀態投入到生活當中，譜寫生活中動人的篇章。這種情況下，你的內心是寧靜安詳，充滿幸福感的，你身體中的陰陽是平衡的，氣血運行是有序而平穩的。

但若是七情六欲超過了一定的限度，就成了情欲之邪。這種情欲之邪，會影響到身體中的氣血運行，破壞陰陽平衡。我們不妨將自己的身體想像成平靜的湖面，將自然界中的風風雨雨想像成我們的情欲。若是微風細雨，則湖面也會處於一種平靜的狀態，這種狀態給人一種很舒適的感覺。但若是狂風暴雨襲來，則湖面就會掀起萬丈狂濤，嚴重的話還會將周邊的一切摧毀。所以要想救自己，要想身心健康，需要調控好自己的七情六欲。控制自己的七情六欲，就需要不斷培養自己良好的情操，多與積極樂觀的人交往，培養自己廣泛的興趣愛好，多運動，提高自己的審美能力。

淫邪都具有一定的誘惑性，一旦我們被誘惑，心神搖盪，精氣神不安，陰陽平衡被打破，健康問題也就會接踵而來。因此，在誘惑面前要站穩腳跟，讓心中正氣長存，讓身體中的陰陽常在。

想得越多，身體越容易吃虧，簡單些陰陽不失衡

想得越多，心神耗費得越嚴重，對肝、膽、脾、胃的傷害也就越大。這些和健康息息相關的臟腑功能失調的話，身體得不到氣血的充養，氣血失調，陰陽平衡被打亂，健康也就會因此而受到危及。因此，不妨放寬心，簡單一點，以保身體安康。

中醫有這樣的理論，即「肝主謀慮，膽主決斷」。意思就是說，肝膽一起共同管理謀略決斷。若是平時想的事情太多，做什麼事情總是猶豫不決，不只會耗費心神，還會影響到肝主疏泄的功能。

中醫講「肝主疏泄」，「疏」我們可以將其理解為向上運輸，「泄」我們可以理解為向下運行。疏泄無非就是上行和下行都比較順暢，沒有什麼阻力。所謂肝主疏泄，是指肝臟具有保持全身氣機疏通暢達，通而不滯，散而不鬱的作用。

在肝兢兢業業的工作下，全身氣機暢達，就不會出現氣血瘀滯、陰陽失衡的狀況。若是肝主疏泄的功能失調，臟腑中的氣血、陰陽自然會被打亂。身體中的陰液物質不能順利循行，

血、津液就會堵在某個地方，隨著積累越來越多，或者凝結為瘀血，或者聚而為痰，或泛溢於肌膚導致水腫。還會導致胸口憋悶，心裡總感覺不痛快。反過來，情志活動也會影響肝主疏泄的功能。若是情志平和，肝的疏泄功能才會正常。

肝主疏泄的功能，又會影響膽汁的貯存和排泄。這是因為肝膽互為表裡，經絡上相互絡屬。肝的疏泄功能失常，自然會波及膽。膽囊分泌的膽汁，可以幫助脾胃促進食物的消化，發揮疏利脾胃之功。脾胃是氣血生化之源，對於平衡陰陽起著至關重要的作用。而脾胃功能是否正常，又和膽囊能否正常分泌膽汁有關。

從上面的分析中，我們不難看出，若是平時總是想得很多，會對心、肝、膽、脾、胃等臟腑器官造成損傷。想得越多，心神耗費得越嚴重，對肝、膽、脾、胃的傷害也就越大。這些和健康息息相關的臟腑功能失調，身體得不到氣血的充養，氣血失調，陰陽平衡被打亂，健康也會因此而受到危及。當因想得太多，身體出現不適症狀的時候，可用手掌的根部對心俞、脾俞、胃俞（見圖5-4）、肝俞進行按揉，每個穴位5～8分鐘，使局部產生明顯的酸脹感，並傳至胸腹部即可。

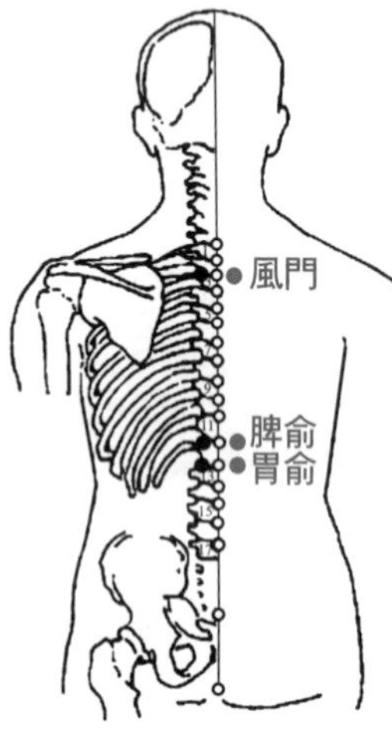

5-4　脾俞、胃俞

中醫治病講究治未病，也就是說在疾病還沒有發生之前剷除致病因素，鞏固身體中的陰陽平衡。在日常生活中也有「防患於未然」的說法，由此不難得出這樣的結論：與其病了忍受身心痛苦，去尋找祛病良方，還不如做到事前防範。預防疾病的發生，就應不要想得太多，而應簡單生活。如何簡單生活呢？相信坎波迪梅萊小村莊中人們的生活方式會給你一定的啟迪。

義大利山區有一個叫坎波迪梅萊的小村莊，那裡的居民以長壽見稱。據說在該村的850名居民中，有10人超過100歲，50多人在90歲以上，還有很多超過80歲的老人。和當地的居民談及他們健康長壽的原因，他們告知，當地的居民並沒有刻意去追求健康長壽，為此也沒有什麼健康長壽的秘訣。如果非要他們對此說什麼的話，那麼就是「生活簡單」。

當地的居民都過著簡單至極的生活。諸如：呼吸新鮮的空氣、吃著健康的食物，喝著清純的泉水，不予人爭，保持內心的平靜安寧，家庭成員之間和睦相處，熱愛勞動……。

從坎波迪梅萊小村莊中人們的生活方式，我們不難看出，這些人都過著簡單至極的生活。生活簡單，內心淳樸，與天地中的陰陽相呼應，形不受累，神不受擾，身心皆得所養，身體的免疫功能增強，有助於長壽。我們若是想有一個健康的身體，也不妨學學坎波迪梅萊小村莊中的人們，不要想太多事情，過簡單的生活，相信，你一定會因此而受益。

所謂簡單生活，無非就是做自己喜歡做的事情，不要有過多的欲望，不要以金錢來衡量生活品質，保持內心的平靜和安寧。「需求最少的，可能就是最富有的人。」想得少一點，生活簡單一點，身體健康一點，生活幸福一點，對於任何人來說，都已足矣。

教你存陽增陰的方法——「調於四時，脫世離俗，積精全神」

為了身體健康，存陽增陰是無可厚非的。存陽增陰的關鍵在於調於四時，脫世離俗，積精全神。調於四時即順應四時陰陽以養生，去世離俗即不為世俗所擾勞累身心，積精全神即養護好生命之精以使安神。

《黃帝內經》將深諳養生之道的人分為四種，分別是真人、至人、聖人、賢人。這四種人當中，真人能夠與天地同呼吸、共命運，因此能較好地平衡身體中的陰陽，守好自己的神，做到形神兼養。因為這種人能夠把握養生的精華，所以無終老之日。

至人也知曉陰陽對於健康的重要意義，他們也能順應自然界陰陽的變化而動，並且還能培養自己高尚的情操，因此也可以將其歸入真人當中。聖人能夠順應八方變化，生活在世俗當中。雖然每天都要和世俗之事打交道，但是卻不會被世俗所擾，因此也能夠長命百歲。賢人雖不及聖人，但也深諳順應陰陽以養生的道理。

從真人、至人、聖人、賢人的養生之道，我們不難看出，養生的真諦在於存陽增陰。為了身體健康，存陽增陰是無可厚非的。存陽增陰的關鍵在於調於四時，去世離俗，積精全神。調於四時即順應四時陰陽以養生，去世離俗即不為世俗所擾勞累身心，積精全神即養護好生命之精以使安神。

調於四時。就是說要順應四時陰陽之變，以此調整自己的飲食起居，使其與自然界陰陽變化的步伐保持一致。這就是順從，而非違逆。自然界中的萬物都有自己的一套生存法則，生活在其中的我們自然也不例外。

春天，借助大自然的生機，激發人體活力，讓生命能量活躍於五臟六腑，讓陽氣儘快從冬天的潛伏狀態中生發出來則是主要任務。因此，應夜臥早起，多在庭院當中散步，散步的時候動作宜緩不宜急。此外，還應將頭髮披散開來，不要殺生，保持情緒的平和，以通過養陽達到養肝的目的。

夏季是一年陽氣最盛的季節，人體陽氣最易發洩。夏季三個月，天陽下濟，地熱上蒸，天地之氣上下交合，是萬物繁榮秀麗的季節。在這個季節當中，人體陽氣也相對處於一個比較旺盛的階段，人應夜臥早起，還應注意養心。這是因為夏天出汗很多，汗液外洩最易損耗心氣，所以夏季重視養心氣也是非常重要的。養心的關鍵是重視精神調理，務必要安神定志，使心氣充足，陽氣旺盛。

有長就有收，收斂自如，陰陽才能調和，身體才能健康，心情才會舒暢。秋天是一個收穫的季節，在這個季節當中，夏天強盛的陽氣逐漸成衰減勢態，陰開始占據主導地位。但是燥熱之氣還未全然消退，因此秋天的時候應早臥早起，適當吃一些養肺陰的食物，如白蘿蔔、白菜、花椰菜、白木耳、甘蔗等。

冬天的時候陰氣占據上風，應早臥晚起，去寒就溫，以養護封藏的陽氣。冬天為了抵抗寒冷，可適當增加「肥甘厚味」之品，但不宜過多。

去世離俗。在古代一些看破紅塵或者是不能融入世俗當中的人，往往就會選擇隱退到山林廟宇中，過著清幽的日子。這些人雖然不是傳說中的仙，卻因為遠離紅塵中的是是非非，過得清靜自在。現代若想去世離俗是不可能的，但是卻可以通過內省的方法，不讓自己為世俗所累。

內省養生法有兩層含義，一個是正身，一個是正心。所謂正身，就是要我們不斷地修正自己的形體，使形體得養。正身首先要正腳心。自然界中的陰陽二氣相感離不開天地二氣，如果說我們頭頂的百會穴是接收天之陽氣的話，那麼腳心上的湧泉穴則接收的是地的「陰氣」。陰陽二氣相通，在人體內形成了一個強大的氣場。正是因為此種原因，我們一定要將腳放正。

除了正腳心之外，還應正腰。如果說正腳心是為了養陰，正腰則是為了保陽。腰部有一個很重要的穴位「命門穴」，此穴位是生命的門戶，蘊藏聚集著巨大的力量，為生命提供長久動力，中醫將其稱為「命門之火」。若是平時坐姿不對，不能挺直腰杆，就會使命門中的能量不能很好地向外輸送，削弱生命能量，破壞人體的陰陽平衡，加速身體衰老。這就是人們一再強調「坐有坐相，站有站相」的原因。

除了正身，還應正心。正心無非就是要讓心中充滿正氣，遠離誘惑，在日常生活中儘量提升自己的修養。

積精全神。精秉受於先天，而靠後天水穀精微的充養。精是有形物質，可化神。若想神安，則應積精，防止精的流失、消耗。積精就應斷色欲，存精養神，並且還應做到恬淡虛無，使精神內守。

我們這些普普通通的老百姓，生活在世俗當中，本身就是構成世俗文化不可或缺的一部分，因此很多時候我們都不能絕對免俗，但是卻可以通過努力來提升自己的素質，進而達到改善命運的目的。

聖人絕不清高，「適嗜欲於世俗之間」，方能保持陰陽平衡

在眾多聖人的養生之道中，「適嗜欲於世俗之間」尤為重要。這是因為做好這點，才能頤養心神，保持一身之氣的暢達，進而達到滋陰補陽的目的。我們要與世俗相容，但是卻要克制自己內心無窮的欲望，以使自己的身心皆輕鬆。

古人說：「飲食男女，人之大欲存焉。」人皆有欲望，但若是一味沉溺在欲望當中，就會不顧及後果，使欲望銷蝕一身的正氣，喪失人生志向，違逆陰陽平衡。違逆陰陽平衡，會對人體強弱、壽命長短產生直接影響。對此，《黃帝內經．素問．四氣調神大論》中說：「陰陽四時者，萬物之終始也，死生之本也。逆之則災害生，從之則苛疾不起……從陰陽則生，逆之則死……。」可見，若想益壽延年、提高生命品質，既要嗜欲於世俗，又要使這種欲適可而止，這也就是「適嗜欲於世俗之間」的意思。《黃帝內經》中所講的聖人就做到了這一點。

對於什麼是聖人，《黃帝內經．素問．上古天真論》中有這樣一句話：「其次有聖人者，處天地之和，從八風之理，適嗜欲於世俗之間。」這句話的意思就是，聖人能夠處天地氣候的醇

和，鑑別八風的好壞，處於塵世之中，卻能夠少私寡欲，善於自我克制。

聖人雖然生活在世俗中，卻能不為世俗所擾，他能約束自己的行為，控制內心的欲望，保持身不乏、心不倦，與天地日月的氣場一致，因此我們才將其稱之為「聖人」。我們來看一下聖人的「聖」字，這個字的意思就是說，生活在蒼茫大地之上，用好口和耳的人，就可以稱之為聖人。

我們這些平常人，固然不能和聖人相提並論，但是不妨將「聖人」的養生之道為我所用。在眾多聖人的養生之道中，「適嗜欲於世俗之間」尤為重要。這是因為做好這點，才能頤養心神，保持一身之氣的暢達，進而達到滋陰補陽的目的。我們要與世俗相容，但是卻要克制自己內心無窮的欲望，以使自己的身心皆輕鬆。如何才能「適嗜欲於世俗之間」呢？即《黃帝內經．素問．上古天真論》中所說的：「無恚嗔之心，行不欲離於世，被服章，舉不欲觀於俗，外不勞形於事，內無思想之患，以恬愉為務。」

「無恚嗔之心」中的「恚嗔」即怨怒、仇恨的意思。喜怒哀樂，本是人之常情，從來不憂傷、不生氣的人，舉世罕見。但是也有這樣一些人，即使遇見了不順心的事情，他們的情緒也不會為此而起起落落。當然，這並不代表他們不傷心，而是他們能善於自我排解心中的不良情緒。對於怨怒、仇恨，我們也應嘗試著將其排解掉。排解恚嗔，平時就應修養性情。其次，要理性地看待生活中的事，遇到不高興的事情，不要將注意力集中在這件事情本身上，而是應冷靜下來，考慮一下解決問題的辦法。若是憤怒至極，也可以向親人好友訴說一下，將心中的苦悶發洩出去。

「無恚嗔之心」的下一句是「行不欲離於世，被服章，舉不欲觀於俗」，這句話的意思是行為不離開世俗的一般準則，穿著合適的衣服，舉動也沒有炫耀於世俗的地方。這句話實際上是從外化的角度來說的。所謂外化，也就是外在的變化。外在的變化，只有與世俗相應，不特立獨行，才能更好地融入到世俗的日常生活當中，使自己的心安寧祥和。

說完了外化，自然還要提到內化，所謂內化，就是內在的變化。真正善於養生的人，往往都是外化而內不化的，如《陋室銘》所說的那樣「無絲竹之亂耳，無案牘之勞形」。如何內化呢？那就是《黃帝內經．素問．上古天真論》所說的：「外不勞形於事，內無思想之患，以恬愉為務」。

「外不勞形於事」，意思是在日常生活中要做到勞作適度，勞逸結合。不論是勞作或活動，均應有一個符合健康的「度」，絕不能過勞；「內無思想之患」，意思是在日常生活中能善於保養精神；「以恬愉為務」，意思是要把保持愉快的情緒當做一件重要的事情來看待。

在日常生活中，我們在外化自己的同時，更應重視內化。不要使自己的身體勞累、心神耗費過度，保持愉快的情緒。只要不斷地提升自己的修養，並按照上述要求去做，相信健康會離我們越來越近，陰陽失衡導致的疾病就會離我們越來越遠。

第六章

五臟六腑是陰陽之「宿主」

滋五臟之陰，補六腑之陽

如果說人體是一個陰陽二氣相互為用的大天地，五臟六腑則是藏納陰陽的小天地。小天地中的陰陽平衡，直接關乎人的生、長、壯、老、死。因此，滋五臟之陰、補六腑之陽，對五臟六腑進行有的放矢的調養，是保證臟腑功能正常發揮的健康基礎。

要把五行規律當作滋陰補陽的「紀律」

五行與五臟相應，掌握好五行之間的規律，有助於養好臟腑，平衡身體中的陰陽，身體內部呈現一種陰平陽秘的繁榮之象，自然可保持身體健康。正是因為此種原因，在日常生活中，我們一定要把五行規律當作補養的「紀律」。

五行學說在哲學中經常被提到，指的是金、木、水、火、土五種物質。那麼為什麼不直接冠名五種物質，而稱作五行呢？行有行走之意，不過五行中的「行」則不是這個意思，而是說金、木、水、火、土這五種物質所具備的屬性。這種屬性，就如同我們每個人都有自己的性格特點一樣，五行的屬性實際上也就是五行的性格。五行雖然各有特徵，但是五行之間是相互依存、相互克制的。

相互依存是說五行之間需要彼此配合，形成一股強大的力量，幫助身體維繫健康，該上升的上升，該下降的下降，該流動的流動，只有這樣身體才會處於一種比較和諧的狀態中。各臟腑各司其職，互相幫助，但是互不干擾。

但若五行中的一個過於強勢，這種強勢之氣就會對其他幾個產生壓制，這樣就會打亂身體中的陰陽氣血平衡。比如一個土剋水的正常關係中，本來土石築成的堤壩可以很好地將水地控制住，讓水不氾濫成災，但是當水越來越多時，這個堤壩就起不了作用，這時候水就會反過來沖毀大壩，形成災害。這個道理對於五行也同樣適用。

五行之間的具體關係如下：

五行相剋：金剋木，木剋土，土剋水，水剋火，火剋金。

五行相生：金生水，水生木，木生火，火生土，土生金。

掌握好五行之間的規律，有助於養好臟腑，平衡身體中的陰陽，身體內部呈現一種陰平陽秘的繁榮之象。中醫認為五行的屬性和五臟相互對應，即金、木、水、火、土在人體中分別對應肺、肝、腎、心、脾五臟。五行平衡，氣血通達，陰陽平和，人體就會處於健康狀態。若五行不平衡，人就會生病。其實我們只要調理好五臟，即遵守五行的規律，也就是遵從了養生之道。養好五臟，五臟陰陽調和，氣血充實，自然也就不會導致某種功能亢進，進而遵守五行規律而相安無事。

金↓肺。在五行中，將金的屬性說成是「金曰從革」。從，順也；革，即變革，指金有剛柔相濟之性，引申為肅殺、沉降、收斂等性質。金與肺相對應。肺主呼吸，肺將氣體吸入體內之後，氣在身體之中會有升有降，這就與「金曰從革」的屬性不謀而合。若是肺主呼吸功能出現了問題，會傷肝，因為金剋木，因此平時要注重對肺臟的保養。

保養肺可以吃一些白色的食物，如百合，可潤肺止咳。此外，白蘿蔔、白木耳、白芝麻等

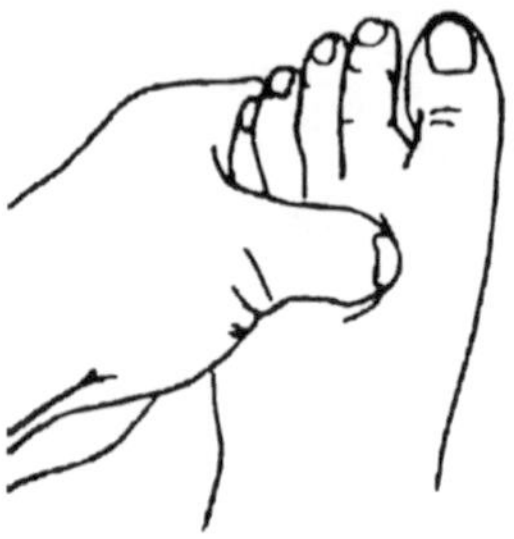

6-1　太衝穴

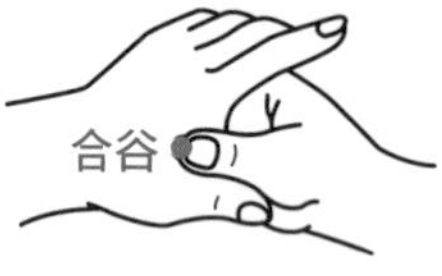

6-2　合谷穴

也有生津潤肺的功效。

木↓肝。木具有生長、生發、條達、舒暢的特性，凡具有類似性質或作用的事物，均歸屬於木。木對應肝，因此，養肝的關鍵在於保持肝中氣機暢達。憤怒最傷肝，這時可按揉太衝和合谷兩個穴位，讓自己的情緒平靜下來。太衝穴（見圖6-1）是肝經上的重要穴位，它不但能調節肝功能，而且能平息肝火，使人迅速消氣。合谷穴（見圖6-2）在手上，與太衝穴相配，能讓人平靜。這兩個穴位的按摩方法如下：用拇指肚按住穴位下壓，緩緩加力，按1分鐘，再緩緩收力，放開。按摩3～5次即可。

肝鬱不舒的話，肝區會出現疼痛，因此，我們也可對「阿是穴」進行按摩。「阿是穴」即「哪裡疼痛哪裡就是穴位」。中醫認為，痛則不通，通過手指對疼痛部位快速而有節奏地點揉，可緩解肝部痙攣、疼痛和不適。

水↓腎。水具有滋潤、下行、寒涼、閉藏的特性，凡具有類似性質或作用的事物，均歸屬於水。腎屬水，若腎水不足，患者會出現腰膝酸軟、水腫、尿頻、記憶力減退等症狀。養腎可以試試吞津法。方法如下：閉口不說話，舌抵上顎，感覺到嘴裡有津液出現的時候，要將其咽下。除了吞津法，也可經常叩齒，也能發揮較好的養腎功效。

火↓心。火具有溫熱、升騰的特性，凡具有類似性質或作用的事物，均歸屬於火。心屬火。火對應心，心主血脈，如有心悸、胸悶、失眠、健忘、煩躁，甚至心前區疼痛等症狀時，就需要養心了。養心可以經常按摩中指指尖。因為中指有心包經通過，因此按摩中指有助於養心。

土↓脾。土曰稼穡，意思是土為萬物之母，可以承載、收納、生化萬物。五臟之中脾與此對應。這是因為脾有主運化的功能，會源源不斷地為五臟六腑、四肢百骸提供所需要的能量。這種特性與土相應，中醫有「脾為土」的說法。養脾可以食用粳米薏仁粥。

> **粳米薏仁粥**
>
> 薏仁 100 克，粳米 50 克，白糖適量；薏仁淘洗後放入高壓鍋中，然後向鍋中加適量清水，燉煮約 20 分鐘後減壓，再向鍋內加入粳米和適量開水，文火煮 10 ～ 15 分鐘。食用時加入白糖即成。此粥可在每日早晚各服一次。

五行與五臟相應，掌握五行之間的規律，有助於養好臟腑，平衡身體中的陰陽，身體內部呈現一種陰平陽秘的繁榮之象，自然可保持身體健康。正是因為如此，在日常生活中，我們一定要把五行規律當作補養的「紀律」。

滋養臟腑氣血是滋陰補陽的不二法則

只有氣血充足，臟腑功能才能正常，陰陽才能平衡。因此，我們要重視滋養臟腑氣血。即使身體未出現不適症狀，也應經常調理一下身體，保持氣血充足。氣血充足，經絡通暢，疾病自然也很難找上你。

天有日月星辰，身體當中有五臟六腑，日月星辰有生生不息的法則，臟腑也有保持其功能正常的條件。對於人體而言，臟腑器官的功能是否正常，取決於氣血的狀況。氣血是臟腑器官功能活動的產物，受臟腑支配，但是氣血的充實狀況又會反過來影響臟腑器官的功能狀況。若是氣血不足，臟腑功能也會因此而虛衰，導致陰陽失衡，影響到人體的生命活動。因此，養生保健，滋養臟腑的氣血必不可少。

對於臟腑來講，氣有溫暖之功，不僅有助於臟腑開展工作，同時還能發揮防禦外敵進攻的功效。血對臟腑可發揮滋養作用。植物的生長離不開水，水起的作用就是滋養，正是因為甘甜之水的滋養，植物的葉子才能翠綠，開出的花才能嬌豔。同理，臟腑也需要血液的滋養。

氣為陽，血為陰，只有臟腑當中的氣血充足，陰陽才能平和，陰陽平和，則健康自來。即使身體偶爾鬧點小情緒，因為氣血充足，很快就會將疾病祛除。《黃帝內經・素問・調經論》說：「血氣不和，百病乃變化而生。」

于小姐從事服裝設計工作，加班是很正常的事情。工作忙得失衡，她不僅完成自己的本職工作，還要幫助同事處理訂貨的事情。有時候還要出差，去商場指導服裝銷售人員如何陳列服裝。繁忙的工作不但讓她犧牲了更多的作息時間，也導致飲食極為不規律。經常吃便當，吃到後來她一看見便當就反胃。這種狀態持續了將近2年，去年冬天的時候，因為過於勞累，于小姐患了一場大病，不得不住進醫院。出院後，醫生告訴她，她氣血虧虛，一定要注意調養。

生病後，躺在醫院的病床上，看著其他病人的愁容，聞著各種藥物混雜的味道，她真真正正意識到了健康的重要性。於是出院後，她辭掉了工作，在家進行調養。因為于小姐生病的原因和氣血不足有關，因此，調理上自然也就從補氣血開始。在家，她每天都給自己燉人參紅棗湯喝。

想要發揮較好的補益氣血功效，可以試試下面的幾個食療方。

人參紅棗湯

人參10克，紅棗5枚。清洗人參，切片備用。紅棗洗淨備用。將人參放入砂鍋中，加清水浸泡半天，加紅棗，煮約1小時即成。

鯽魚豆腐湯

鯽魚、豆腐各400克，紹酒、薑片各1.5克，蔥花3克，精鹽、味精各2克，濕澱粉少許，沙拉油適量。鯽魚按常法處理乾淨，抹上紹酒，用鹽醃漬10分鐘。豆腐切薄片，用鹽水漬5分鐘，瀝乾待用。鍋置火上，鍋熱後放入適量的油，然後將薑片放入，炒香，放入魚。將魚煎到兩面發黃後，加入適量清水，用大火燒開後，在用小火燉煮20分鐘左右，將豆腐放入，燉煮5～6分鐘後，加入調味料，放入澱粉，勾薄芡並撒上蔥花即可。

除了通過食療的方法補養五臟氣血外，還可以借助按摩的方法，對腹部進行按摩。腹為五臟六腑所居之處，分佈有脾、胃、肝、膽、腎、膀胱、大腸、小腸等，又有足太陰、足厥陰、足少陰、任脈等經脈循行，被喻為「五臟六腑之宮城，陰陽氣血之發源」，因此，對腹部進行按摩不但可以改善臟腑功能，還能調動陰經中的氣血。

按摩腹部的方法如下：平躺在床上，放鬆身心，自然呼吸。然後將雙手搓熱，交疊，輕輕放到腹部，順時針按揉，按揉到自己有舒服感就可以了。一般沒有時間和次數的限制。

按揉的時候要注意兩點：第一，氣血不足患者一定要順時針按揉，這是因為順為補、逆為泄，輕為補、重為泄。有的人認為按摩力道越重越好，其實這種想法是不正確的。按摩力道要以舒適為宜，重要的是要將注意力集中在丹田，去感受按摩帶來的氣感，這樣才真正有助於補足臟腑氣血。第二，不可在「過飽」或「過飢」時進行腹部按摩，按摩前還須排空小便。

上面是一些常用的補養氣血的方法，對於補養氣血，大家一定要予以足夠的重視。只有氣血充足，臟腑功能才能正常，陰陽才能平衡。因此，我們要重視滋養臟腑氣血，即使身體未出現不適症狀，也應經常調理一下身體，保持氣血充足。氣血充足，經絡通暢，疾病自然也很難找上你。

編註：為完整呈現本著作，此章節予以保留。由於各國法規及飲食習慣不盡相同，敬請斟酌參考。

麻雀玉米粥——通補五臟之陽，治羸瘦

麻雀玉米粥的主要食材為麻雀和玉米，食材雖然簡單，卻有通補五臟之陽的功效。只要長期服用，就可以有效改善五臟陽虛症狀。五臟陽氣充足，有助於增強臟腑器官功能，進一步促進氣血的化生，提高人體免疫力，預防疾病的發生。

氣血津液的流動，臟腑功能的發揮，都要依靠陽氣的溫煦和推動作用。若是五臟陽氣不足，臟腑功能就不能正常發揮，津液、血液等也不能正常流動。我們身體中的陽氣其實就相當於一種能量，只有能量充足，潛藏在身體大工廠當中的五臟才能正常轉動，一旦不能正常供應能量，五臟功能就會失常。因此，補足五臟陽氣具有十分重要的作用。

我平時喜歡打太極拳，有一次在打拳的時候認識了一位40多歲的女士。這位女士又矮又瘦，是那種紮在人堆裡就容易被遺忘的人。我打太極拳的時候，她就一直站在旁邊看，一臉羨慕的神色。我打完之後，稍作休整，便主動和她聊了起來。

在和她交談的時候她告訴我，女人到了她這個年齡，健康狀況是一天不如一天。就拿她來說，最近這段時間消瘦得厲害，還非常怕冷，動不動就感冒。感冒時噴嚏還打得震天響，隔壁鄰居為此很有意見。可沒辦法，只要天一變臉，噴嚏就不斷。有時候甚至天未變，噴嚏鼻涕先報到，家裡人都說她比天氣預報還靈驗。

這位女士的確消瘦得很厲害，一副骨架子，渾身的肉很少。臉色發黃，一點精神也沒有。我想這位女士一定是為此吃了很多的苦頭。深表同情的同時，我更希望這位女士能儘快從這種痛苦中走出來。於是，我便為這位女士把脈，對其身體狀況進行進一步的瞭解。

我發現她的脈搏非常弱，觀察其舌苔，發現她舌質發白。加上患者之前所說，她比較怕冷，綜合以上症狀，基本上我已經判斷出，患者的身體不適是由五臟陽虛所導致的。為了證實自己的論斷，我又詳細詢問其身體的不適症狀。這位女士告訴我，她平時身體總是沒勁，易心慌、氣短、夜尿多，還容易咳嗽。綜合以上諸多症狀，我確定這位女士的身體不適症狀確實和五臟陽虛有關。為此，我給她開出了麻雀玉米粥這個方子。

麻雀玉米粥的主要食材為麻雀和玉米，食材雖然簡單，卻有通補五臟之陽的功效。只要長期服用，就可以有效改善五臟陽虛症狀。五臟陽氣充足，有助於增強臟腑器官功能，進一步促進氣血化生，提高人體免疫力，預防疾病的發生。此食療方的做法如下。

麻雀玉米粥

麻雀1隻，玉米50克，蔥白、白酒各適量。將麻雀去毛取肉，洗淨，切成小塊，炒熟。將炒熟之後的麻雀肉放到高壓鍋中，加適量清水，再加一點白酒，煮一會兒後，再加水，然後放入玉米。等到粥快熟的時候，放入蔥白，再煮1～2沸即可，佐餐食用。

食療方中兩種主要食材——麻雀和玉米——的功效。麻雀別名家雀、老家賊。肉甘、溫，無毒，有補陽之功。玉米健脾養胃，而脾胃是氣血生化之源，能保證臟腑器官的營養供應，改善臟腑器官的功能。因此，加入玉米這道食材，在補陽的同時，將脾胃調理好，才能增強療效。玉米為什麼能發揮補益脾胃的功效呢？這是因為綠、紅、黃、白、黑五色各入不同的臟腑，各有不同的作用。具體為：綠色養肝、紅色補心、黃色益脾胃、白色潤肺，黑色補腎。五色養五臟，因此中醫強調飲食要均衡，只有適當攝入五色食物，才能使五臟得到滋養，達到調和五臟、平衡臟腑陰陽、滋補身體的目的。因為黃色是入脾的，因此使用玉米能發揮健脾的作用。

麻雀玉米粥中除了麻雀、玉米兩種主要食材外，還有蔥白和酒。蔥白辛溫，可振奮陽氣。酒也是發物，能振奮臟腑中的陽氣。麻雀玉米粥中的四種食材，三種有補陽之功，玉米有補養脾胃之效，必定能通補五臟陽氣，改善五臟陽氣不足的症狀。

五味粥——滋養心陰，寧心安神，健康好幫手

心主神，又是「君主之官」，並且「心動則五臟六腑皆搖」，所以心對於人體健康很重要。滋養心陰，寧心安神，有益健康。心陰虛時，為自己熬上一道味美價廉的五味粥，就能在從從容容之中達到養心安神的目的。

心陰包括心血和津液，對心臟有滋養之功，但是心陰的力量比較薄弱。這是因為在五行中，心屬火，火屬陽，因此心火很容易灼傷心陰，導致心陰虛症狀，如勞心過度、久病失養、情志內傷等原因均可導致心陽上亢，灼傷心陰。

心陰不足，心血虧虛，氣不能正常地隨著血運行，於是患者出現心慌、氣短、眩暈、面色不華（蒼白或萎黃）、唇舌色淡、脈細弱等不適症狀。中醫認為，心有主神明之功，因此，當心陰不能對其進行充分滋養的時候，患者還會出現精神恍惚、注意力不集中、失眠、健忘、多夢等症。一旦出現心陰虛症狀，一定要及時對身體進行調理，否則就易患上神經官能症、貧血、心動過速、心律不整等病症。

于女士因為心情不佳，一個人去旅遊，途中結識了也因心情鬱悶而出來散心的王女士。王女士在和于女士交談的時候，不時地嘆氣。原來，兩年前她開始整晚失眠，還出現心慌、氣短。嚴重的時候，氣上不來，心怦怦地直跳，頭暈腦漲。患病後，她逐漸看淡了生活中的很多事情，於是決定給自己放假，出來遠行，以使自己的身心得以解脫。

一路上，她們盡情地觀賞著自然界的一草一木，任憑自然界的柔風細雨撫摸著臉龐，盡情地和朋友談天說地……旅行結束了，快要分別的時候，于女士寫了張紙條塞給了王女士。

旅行回來之後，煩躁的情緒一掃而光，于女士又以飽滿的熱情投入工作和生活當中，漸漸地也就將旅途中的事情給淡忘了。直到有一天，她接到了王女士的電話。在電話中，王女士告訴她，自從用了于女士給她的秘方後，身體的不適症狀已經得到明顯好轉，現在已經開始了自己的新生活，特意打電話向于女士表示感謝。

其實，于女士給王女士的並不是什麼秘方，只不過是一味食療方，方子的名字叫五味粥，此粥有滋養心陰

五味粥

紅棗、蓮子、黃豆、黑米、葡萄各適量。黃豆、黑米洗淨，用水浸泡一夜。蓮子洗淨，用水浸泡 30 分鐘。紅棗、葡萄洗淨。將上述準備好的食材一併放到高壓鍋中，同煮粥，煮到粥熟爛後即可食用。

之功。心陰充足，心火得到抑制，心陰陽平衡，心陰虛導致的各種不適症狀自然會得到相應改善。

五味粥的食材雖然都比較簡單，但是紅棗、蓮子、黃豆、黑米、葡萄這五種食材並用，卻能發揮五臟同補之功。各自的功效如下：

蓮子是蓮的成熟種仁，味苦、性寒，具有除煩安神、祛心火的功效，尤其是對心火上炎導致的心胸煩亂、失眠、小便黃赤，舌尖發紅等症狀有較好的療效。

紅棗可補肺金，它能生津潤肺而除燥。《長沙藥解》稱：「紅棗，補太陰之精，化陽明之氣，生津潤肺而除燥，養血滋肝而息風，療脾胃衰弱。」從這句話中我們不難看出，紅棗不但能潤肺去燥，還能滋陰，有陰陽雙補的功效。

黃豆色黃，因此能發揮補脾土的作用。《本草拾遺》認為，黃豆「久服好顏色，變白不老」。在日常生活中，適當食用黃豆能預防高血脂、高膽固醇等疾病的發生。

葡萄可補肝中氣血，中醫認為，葡萄性平、味甘酸，能補氣血、強筋骨、益肝陰、利小便、舒筋活血、暖胃健脾、除煩解渴。因為在五行當中，肝為木，有生機勃勃的特性，根據同氣相求的原理，最好食用綠色的葡萄，以增強養肝、護肝的功效。

黑米可補腎，因此，《本草綱要》記載：「黑米滋陰補腎，明目活血，暖胃養肝，補肺緩筋，烏髮養顏，延年益壽。」經常食用黑米對於腎陰虛導致的腰膝酸軟、兩腿無力，眩暈耳鳴，失眠多夢等症均有較好的改善作用。

從表面上，五味粥的五種食材可通補五臟，但有的患者講，何必那麼繁瑣呢，既然五味粥中的五種食材只有蓮子有養心安神的功效，那麼只需要食用蓮子一味就可以了。五味粥之所以將滋養五臟的五種食材搭配使用，實際上是基於五臟之間相生相剋的關係。

對於五臟之間的關係，清代的張志聰在《侶山堂類辯・草木不凋論》中說：「五臟之氣，皆相貫通。」這句話的意思是五臟之氣是相互貫通的。五臟之氣相通，使得五臟一榮俱榮，一損俱損。心神不寧不僅僅是心的問題，其他臟腑可能也處於一種比較虛弱的狀態，只有對五臟通補，恢復各個臟腑器官的功能，才能從根本上解決心神不寧的問題。因此，若是想達到養心安神的功效，照顧好其他臟腑也很有必要，這也是將五種食材搭配的主要原因。

當然，若是其他臟腑虧虛，在照顧好虧虛臟腑的同時，養心也是至關重要的。中醫認為，心主神，又是「君主之官」，並且「心動則五臟六腑皆搖」，所以心對於人體健康很重要。滋養心陰，寧心安神，有益健康。心陰虛時，為自己熬上一道味美價廉的五味粥，就能在從從容容之中達到養心安神的目的。

銀耳雪梨湯——滋養肺陰妙方

銀耳雪梨湯不但味道可口，而且是滋養肺陰的妙方，當出現肺陰虛症狀時，只要為自己做一道這樣的養生藥膳，肺陰虛導致的多種症狀便可以悄然退場。

肺陰對肺有滋養功效。若是肺陰不足，肺失其所養，患者會出現肺陰虛證候，諸如乾咳、痰少、咽乾、口燥、聲音沙啞、盜汗等。中醫認為，肺主一身之氣，肺陰虛、肺功能失調，又會影響肺的宣發和肅降功能，進而影響氣血的運行和陰陽的平衡。因此，若是患者出現肺陰虛症狀，就需要滋陰養肺，使肺功能恢復正常。

中醫認為，滋陰養肺的重點應放在秋天。秋天陽氣漸漸收斂，陰氣逐漸增強，在這樣的季節當中人體也需要收陽，使身體中的陽氣盡可能潛藏起來。但是因為秋季也是一個百花謝、落葉飛的季節，因此很多人會比較傷感，如詩人白居易在《長相思》中寫的那樣：「九月西風興，月冷露華凝。思君秋夜長，一夜魂九升。」這種愁緒的形成也可以用中醫理論解釋。

在生活中，我們可以將具有上升、明亮、充滿生機的物質歸結為陽，而下降、陰暗、蕭條的物質歸結為陰。秋天陰逐漸占據主導地位，此外還兼有清燥的存在，人的情緒自然也會受到影響。而且秋內應於肺，肺在志為悲（愁），悲愁也易傷肺，肺受到傷害會進一步加重人心中的惆悵之情，這種惆悵之情反過來又會進一步加重肺陰虛。為防止肺陰虛，可以喝點銀耳雪梨湯滋補肺陰。

有一位老人，每年到了秋天，咽喉乾癢、疼痛得比較嚴重，還經常咳嗽。後來，去當地醫院檢查，醫生說是肺有問題，於是開了一些藥物叮囑其持續服用。服用半年，症狀時好時壞。一個偶然的機會，家裡一個遠方親戚過來辦事，順便過來探望老人。這個親戚是一名老中醫，探望老人的時候，見老人咳嗽不斷，於是便為其診治。診治後他發現老人之所以會出現以上症候，是肺中陰液不足所導致。於是他告訴老人，先不要服藥，改用食療方銀耳雪梨湯進行調理。老人持續服用2個月，症狀得到明顯改善。

銀耳雪梨湯不但味道可口，而且是滋養肺陰的妙方，當出現肺陰虛證候時，只要為自己做一道養生藥膳，肺陰虛導致的多種症狀便可以悄然退場。

銀耳又稱白木耳、雪耳，可藥食兩用，既能補養身體，又能扶正祛邪，被看做「延年益壽之品」、「長生不老良藥」，是山珍海味中的「八珍」之一。銀耳原本生長在深山峻嶺中的枯木上，因此，耳農們把銀耳的起源解釋為「天生霧、霧生露、露生耳」。中醫認為，銀耳歸肺、胃經，具有滋陰潤肺、養胃生津的功效，對於肺陰虛導致的乾咳、口燥咽乾等均有一定的療效。

雪梨的主要功效也是滋陰，民間有句諺語說：「一顆荔枝三把火，日食斤梨不為多。」這句俗語的意思就是食用荔枝可生火，食用雪梨卻可以滋陰。中醫認為，雪梨藥用能生津潤燥、清熱化痰、養血生肌，特別適合秋季食用。對於雪梨滋陰的功效還有這樣一個故事：

相傳唐武宗李炎有一次患病，感到口焦心躁，服食許多藥物均不奏效，後來有位道士用梨汁和蜜糖熬成「秋梨膏」給他服食，果然靈驗有效。現在市上出售的秋梨膏，也許就是從這個典故而來的。

銀耳雪梨湯中需要的兩種食材——銀耳和雪梨——有比較好的滋補肺陰功效，所以並不是什麼人都適宜。咳嗽多痰或陽虛畏寒者均不宜食用銀耳，若食後大便泄瀉者也不適宜食用。梨性偏寒助濕，多吃會傷脾胃，故脾胃虛寒、畏冷食者應少吃；梨含糖量高，糖尿病患者慎吃；此外，胃酸過多者也不適宜食用。

銀耳雪梨湯

銀耳 50 克，雪梨 1 個，冰糖 40 克，鮮百合 25 克。將銀耳泡發，把發黃的根部去除；雪梨去皮洗淨切塊。在鍋中加入足量的水，將水燒開，然後將銀耳放進去，煮 20 分鐘左右，放入冰糖，下梨塊，再煮一會兒，等到將梨煮爛後，加入百合，煮 15 分鐘關火，關火後不要馬上打開鍋蓋，再悶一會兒便可食用。

海馬童子雞——調補腎陽虛不在話下

海馬童子雞的主要功效就是溫補腎陽，尤其適宜腎陽虛患者食用。如果在日常生活當中，你出現了一系列腎陽虛的症狀，而又不知道該如何進行調理，那麼不要遲疑了，就用海馬童子雞這道藥膳進行調理。

中國北方民間有句俗話：「傻小子睡涼炕，全憑火力壯」，這句話若是從表面理解，無非就是傻小子，沒有人關心，只能睡在涼炕上。可能是傻人有傻福，儘管睡在涼炕上，身體還是比較棒，能吃能喝，也沒生什麼病。

儘管這是老百姓之間的玩笑話，但是這句俗話當中卻蘊含著一定的醫學道理。傻小子睡在涼炕上，為什麼不生病呢？這是因為他身體中的陽氣，尤其是腎中陽氣比較旺盛，能夠抵禦外邪的進入，進而使身體處於一種比較健康的狀態。

中醫認為腎虛有兩種，一種為腎陰虛，一種為腎陽虛，不管是腎陰虛還是腎陽虛，都易導致身體虛弱，並由此患上多種疾病。腎陰虛即腎中陰虛不足，陰虛不能制火，則火勢旺盛，患者會出現潮熱盜汗、五心煩熱、咽乾顴紅等症；腎陽虛即腎臟陽氣虛衰，陽氣不足，臟腑器官得不到充分的溫煦，患者會出現畏寒怕冷、腰膝酸痛、面色白等症。

簡單瞭解了腎陰虛和腎陽虛的區別之後，下面我們重點瞭解一下腎陽虛。腎陽又被稱為真火、元陽、真陽，為人體陽氣的根本，對人體各臟腑組織的功能起推動、溫煦作用。若是腎中陽氣不足，會有多種表現形式。比如有的總是頭暈，提不起精神，感覺非常累；有的三十剛過卻經常腰酸背痛，未老先衰；有的手腳冰涼，經常打寒顫……。其實，這些問題往往和腎陽虛有著重要的關係。由於腎陽不足，不能鼓舞精神，人就會出現乏力，沒有精神，精神委靡。腎陽就相當於身體中的一個小太陽，小太陽的溫煦能力下降，在陽氣沒有虛耗到一定程度的時候，其他津液、血等陰液物質占據優勢，這時候身體中就會有內寒。外界也是有寒氣存在的，若是內寒與外寒遙相呼應，患者就會出現手腳冰涼、怕冷的症狀。

中醫有「腰為腎之府」的說法，意思就是腰是腎的府邸，若是腎陽溫煦作用減弱，房子自然也就陰暗潮濕，因此腎陽虛患者除了上述症狀，還會出現腰膝酸軟症狀。另外，還可能出現尿頻、腹瀉、浮腫、陽痿早洩、宮寒不孕等。腎陽虛患者可以用海馬童子雞進行調理。

食療方中的海馬是一味功效卓著的補腎強壯藥，可以補腎壯陽、強腰、暖腎。此外，還具有活血的功效，對於保持任脈的通暢大有裨益。正如《本草新編》記載：「海馬，亦蝦屬也。入腎經命門，專善興陽……。」

這裡簡要說一下任脈，任脈為奇經八脈之一，主要作用是調節全身諸陰經氣血。腎中陽氣不足，血流動無力，任脈不通，又會導致很多疾病，諸如月經不調、經期腹痛、宮寒、滑胎、睾丸脹痛、疝氣等。食療方中的海馬可以活血，也可以避免這些問題的發生，對健康發揮很好的保障作用。

海馬有大、中、小三種。大海馬、中海馬補腎作用很強，使用後容易上火。對於那些身體虛弱的人來說，使用後還會引發流鼻血症狀。所以儘量用小海馬。小海馬功效較為緩和，並且利於吸收，適合長期服用。

童子雞是指生長剛成熟但未配育過的小公雞。童子雞味甘，性溫。民間認為未經交配的童子雞真氣足，有大補功效。其實，童子雞對身體的補養功效和其他雞相比，並沒有什麼特別之處，只不過童子雞肉質嫩，容易消化、吸收，有助於減輕腸胃負擔，促進營養的供給。腎陽虛患者食用童子雞後，身體營養增強，氣血充足，對於改善腎陽虛症狀自然也是大有裨益的。

海馬童子雞的主要功效是溫補腎陽，尤其適宜腎陽虛患者食用。如果在日常生活中，你出現了一系列腎陽虛的症狀，而又不知道該如何進行調理，那麼不要遲疑了，就用海馬童子雞這道藥膳進行調理。但陰虛患者，或者感冒發熱患者則不宜食用。此外，高血壓或血脂偏高的人也應忌食，以防病情加重，進一步損害身體健康。

海馬童子雞

童子雞 1 隻，海馬 10 個，料酒 20 毫升，精鹽 6 克，薑片 15 克，湯 500 毫升，蔥段、味精各適量。雞如常法處理乾淨，放到開水中煮一會兒取出，將肉待用。海馬放到溫水中洗淨。將事先準備好的雞肉放到蒸碗裡，上面放海馬和準備好的其他調味料。上屜蒸約 1.5 小時左右。熟後揀去蔥、薑，加入少許味精，調好味即成。

瘦肉燉靈芝——對付肝陰虛很有兩下子

肝是我們身體中的大將軍，藏血，主情志，關乎著身體中氣血津液的運行狀況。一旦肝陰虛，血不養肝，陰陽平衡被打破，身體就會出現諸多問題。因此，肝陰虛不能小覷。患上肝陰虛的話，不妨給自己做瘦肉燉靈芝。

讓我們一起來分析一下「肝」字的意思。肝字左面原本應是一個「肉」字，右面是一個「干」字。「肉」自然指的是我們的身體，「干」在古代指的是盾牌，為保護、防衛的意思，把這兩個字的字義合起來就是保護身體的盾牌。肝臟能否發揮盾牌的功效，發揮防禦作用，很大程度上取決於肝中氣血是否充足。若是肝血不足，就會出現陰虛陽亢的症狀。

我們知道五行中木屬性就是樹木，樹木都喜歡伸展，不管向上伸展還是向下伸展，它們都會盡可能地展示自己的美麗。在伸展的過程中，它們不喜歡被束縛，倘若是遇到了束縛的障礙物，就會盡自己最大的努力去衝破障礙，比如鑽進障礙物的空隙、纏繞在障礙物之上或者是直接將障礙物消除等。

人體中的肝五行屬木，因此也具有木的屬性，那就是不喜歡被束縛，喜歡自由伸展。肝中的陽氣自由出入，肝中的血自由流動，這樣肝才能健康。若是血不足，在血流動的過程中陽氣不能順利進出，自然就會想辦法衝破障礙，以達到氣自由出入、血自由流動的目的。肝陽在衝破障礙上行的過程中，並不是以一種和緩的態勢進入，而是橫衝直撞憤怒式的，這樣就會擾亂心神，心神受擾，患者會出現心悸、失眠、心煩意亂等症狀。肝陽往上躥時會影響大腦，患者會出現眩暈的症狀。

肝還有一個比較重要的功能——主筋骨。肝血旺盛，筋脈能得到滋養，肝陰虛、肝血不足，患者就會因為筋脈失養而出現筋骨疼痛、手足軟弱無力。中醫還有「肝開竅於目」的說法，若是肝血虧虛，肝不能得到有效滋養，自然會影響眼睛，導致視物不清。肝陰虛除了以上諸多症狀外，還會有嗆咳、潮熱等症狀。

肝血不足，還會加速人的衰老。我們知道，女性一般在42～50歲前後，衰老速度非常快，這和肝陰虛有著較大的關係。肝陰虛，血液不足，沒有足夠的血液上行或下行，肌膚不得養，女性臉色發黃甚至失去潤澤之感，下行不暢，子宮得不到滋養，會加速子宮功能的衰減、月經停止。臟腑功能退化，會進一步加重肝陰虛的症狀。因此，女性一定要護好肝，不要讓自己過早被肝陰虛纏上，以防加快衰老的步伐。此外，肝陰虛患者還會出現嗆咳症狀。

肺主呼吸，嗆咳應該是肺病，怎麼又和肝扯上關係了？這是因為肝是一個風臟，也就是說肝易生風邪，風帶著熱不停往上躥，會將肺陰灼傷，導致嗆咳。從表面看是肺病，但實際上是肝虛引發的，根源在肝。

平常我們辨什麼事情都講究尋根究源，因此，對於以上由肝陰虛引發的問題，還需要從肝著手進行調理。肝是我們身體當中的大將軍，藏血，主情志，關乎著身體中氣血津液的運行狀況。一旦肝陰虛，血不養肝，陰陽平衡被打破，身體就會出現諸多問題。因此，肝陰虛不能小覷。患上肝陰虛的話，不妨給自己做瘦肉燉靈芝。

食療方中的靈芝在民間被稱為「長生不老藥」，古時候稱為「仙草」。其味苦、平，無毒，可補肝氣、滋肝陰。兩千年前東漢時期的《神農本草經》將靈芝列為上品，認為「久食，輕身不老，延年神仙」。

食療方中的豬瘦肉，味甘鹹、性平，入脾、胃、腎經，具有補腎養血、滋陰潤燥的功效。雖然豬瘦肉不能直接滋補肝陰，但卻有助於調理脾、胃、腎三臟。脾胃是氣血化生之源，養護好脾胃則有助於改善氣血虛衰的狀況。氣血充足，陰陽自然也就平衡了，在這種狀況下，肝陰虛的症狀也會得到相應改善。

中醫有「肝腎同源」的說法，肝藏血，腎藏精，精血之間可以相互化生。腎的功能增強，肝血化生充足，就可以遠離肝陰虛。

若是想增強療效，在食療調理的同時，還可以按摩三陰交（見圖1-1），雙管齊下。三陰

瘦肉燉靈芝

靈芝6.5克，豬瘦肉120克。豬瘦肉洗淨，切片。靈芝洗淨，切碎。將上述準備好的食材同入碗中，加水適量，隔水燉40分鐘。每日1劑，10日為1個療程。

交是肝、脾、腎三條陰經交會的穴位，因此，對其進行按摩，有助於促進這三條陰經氣血的暢通，進而改善肝陰虛。

最好在晚上9點左右對三陰交進行按摩，先找到穴位，然後將拇指放在穴位所在處，舌抵上顎，閉上眼睛，將意念集中在穴位所在處，然後用拇指按揉，每個穴位按揉15分鐘左右即可。在按揉過程中一定要摒退雜念。按揉過程中，口內津液會增多，可以將津液緩緩咽下。

紅參北耆燉乳鴿——脾胃陽虛的剋星

脾胃之氣虛弱的人易患病，因為胃氣虛弱的直接結果就是氣血不足，而氣血不足則會百病纏身。因此，當脾胃之氣虛弱的時候最好通過飲食及時進行調理。脾胃陽虛者，不妨試試人參北耆燉乳鴿。

中醫說到脾，往往也會說到胃。這是因為胃主受納，脾主運化，兩者共同完成飲食的消化吸收及其精微輸布，滋養全身，故中醫將脾胃稱作「後天之本」。我們可以將脾胃理解為食物的加工廠，你吃進去的食物能否經過高度加工，變成對人體更有益的食物關鍵就在於這兩個加工廠之間能否相互配合，一個是產出，一個是運輸。產出和運輸都正常，才能保證食物的供應，其中一個出現故障，另外一個也跟著遭殃。

脾胃喜暖而怕寒涼，若是我們總是食用生冷食物，或者是穿著過於單薄，風寒趁機而入，就會傷及脾胃中的陽氣，導致脾胃陽虛。可能有的朋友會有這樣的經歷，冷天穿單薄的衣服出去，回來之後胃痛不止，這就是嚴寒入侵脾胃。當然，這時候脾胃還沒有達到陽虛的程度。但是這種情況下若再不進行調理，就會出現脾胃陽虛的症狀。

脾胃陽虛患者會出現呃聲低長無力、泛吐清水、腹脘不舒、氣不得續、面色㿠白、手足不溫、食少乏力、大便溏薄、舌質淡、苔薄白、脈細弱等症。如果出現上述症狀，則可能是脾胃陽虛，需要及時進行調理，以防影響脾胃化生氣血的功能，導致身體陰陽失調而患病。

脾胃陽虛者，一般不建議用藥物進行調理。脾胃化生氣血，它們是用來容納食物的儲藏室，而非藥物的接收倉庫，所以對於脾胃陽虛者，最好採食物調理，而非用藥物進行強攻逼著它們恢復功能。

這就如同人一樣，別人若是逼著你去做一件事情，你可能會很反感，但若是別人採用軟招數，你可能乖乖地就把事情做了。脾胃也一樣，也需要以柔克剛。如果你不信，可能就會進一步傷害脾胃之氣。脾胃之氣的強弱直接關係到病情的輕重。《黃帝內經．素問．平人氣象論》中寫道：「平人之常氣稟於胃，胃者，平人之常氣也，人無胃氣者曰逆，逆者死！」

脾胃之氣虛弱的人容易患病，因為胃氣虛弱的直接結果就是氣血不足，而氣血不足則會百病纏身。因此，當脾胃之氣虛弱的時候最好通過飲食及時進行調理。脾胃陽虛者，不妨試試紅參北耆燉乳鴿。

紅參北耆燉乳鴿

乳鴿1隻，紅參10克，北耆30克，精鹽、味精各適量。將乳鴿宰殺去毛，去除內臟，洗淨，裝盤待用。北耆加水煮沸後約10分鐘，然後與紅參、乳鴿共同放入燉盅內，隔水燉3小時，放入調味料調味即可食用。

此食療方中的紅參性偏熱，具有振陽之力，健脾胃之功。《本草綱目》記載：紅參有「補五臟，安精神，定魂魄，止驚悸，明目益智，久服輕身延年」的功效。脾胃陽虛導致的食欲不振患者比較適宜食用紅參。

說完了紅參的功效，我們再來看一下北耆。北耆亦名黃耆，為雙子葉豆科植物黃耆的乾燥根。北耆味甘，性微溫，入脾、肺經，有補氣升陽的功效。《神農本草經》將其列為上品，李時珍在《本草綱目》中稱其「補藥之長」。因為北耆能補氣升陽，入脾經，因此能改善脾胃陽虛的症狀。

最後我們再來看看乳鴿的作用。乳鴿性味甘鹹、平，補肝腎、益氣血。中醫學認為氣與血是構成人體和維持人體生命活動的基本物質。也是人體健康長壽的物質基礎。氣血不足易導致臟腑功能減退，引發多種疾病，因此，補足氣血也關乎脾胃的健康狀況。氣血充足，脾胃得以充養，則有利於改善脾胃的虛弱狀態。

用此食療方補脾胃陽氣的時候，應注意幾點：可以選擇砂鍋，切忌用鐵鍋；食用此食療方時不應與蘿蔔同食，這是因為蘿蔔與紅參的功效容易抵消；另外不要喝茶。

第七章

經絡滋陰扶陽更體貼

從人體的「大藥田」中採擷滋陰扶陽的妙方

經絡負責氣血的運行和營養的輸布，經絡通則陰陽平衡，百病難生。因此，民間有「命要經絡養、氣靠經絡養」的說法。經絡可以說是人類走向健康、延年益壽的通行證。正因為經絡有如此重要的作用，因此在日常生活中要用好經絡，為健康保駕護航。

用經絡滋陰補陽是一件快樂而有成就感的事

不管是哪條經絡，都有一個很重要的作用，那就是調氣血。通過調氣血以平衡陰陽，達到強健身體的目的。因此，我們平時就要保護好經絡，以保證百病不生。

經絡是運行氣血、聯繫臟腑和體表及全身各部的通道，是人體功能的調控系統。在日常生活中，我們可能經常會聽身邊的人談及經絡。究竟什麼是經絡呢？「經」的原意是「縱絲」，有路徑的意思，簡單說就是經絡系統的主幹，貫穿上下，溝通內外；絡也就是橫向的脈絡。《黃帝內經·靈樞·脈度》說：「經脈為裏，支而橫者為絡。」從上面的分析中，我們不難看出經絡就是我們身體中那些縱向和橫向的脈絡。

不管是哪條經絡，都有一個很重要的作用，那就是調氣血。通過調氣血以平衡陰陽，達到強健身體的目的。因此，我們平時就要保護好經絡，以保證百病不生。我們能否利用並管制各個經絡，督促其各盡其職，實際上是一件非常快樂而有成就的事情。管制得好，氣血陰陽平衡，身體呈現一片祥和之態。反之，身體就會比較虛弱甚至患病。

人體中的經絡眾多，將每個都照顧到，達到滋陰補陽的目的顯然是不太客觀的。物盡全，反而失去更多。若是想解決問題，首先需要解決主要矛盾，只要我們將主要矛盾解決了，次要矛盾就會迎刃而解。用經絡滋陰補陽，不妨從十二經絡著手。

十二經絡是經絡系統的主體，在體內與臟腑相連屬。陰經絡腑，陽經絡臟，一臟配一腑，一陰配一陽，形成了臟腑陰陽表裡絡屬的關係。也就是說十二經脈中有六條陰經、六條陽經。陰經可滋陰，陽經可補陽。對十二經絡進行按摩、敲打、拔罐或者刮痧，有助於陰陽雙補，進而將身體調理好。

不管是何種刺激方法，在梳理十二經絡的時候都應掌握時間。中醫認為一天當中十二個時辰分別對應著十二經絡，在經絡值班的時辰內，對經絡進行疏通能達到事半功倍的作用。十二時辰與經絡的對應時間分別為：

丑時（1～3點）　肝經
寅時（3～5點）　肺經
卯時（5～7點）　大腸經
辰時（7～9點）　胃經
巳時（9～11點）　脾經
午時（11～13點）　心經
未時（13～15點）　小腸經
申時（15～17點）　膀胱經

酉時（17～19點） 腎　經
戌時（19～21點） 心包經
亥時（21～23點） 三焦經

用經絡進行滋陰補陽，就應掌握十二經絡的值班時間。在相應經絡的值班時間內，對其進行梳理即可。有的患者講，十二經絡都有值班的時間，我不可能都對其進行梳理，這種情況下該怎麼辦？

其實，用經絡進行滋陰補陽是有一定訣竅的，只有掌握了經絡滋陰補陽的訣竅，才能實現扶正祛邪、平衡陰陽、調節臟腑氣血的目的。如有咳嗽、咽喉痛、氣喘等症狀，則可能和手太陰肺經有關，因此，想緩解以上症狀就需要疏通手太陰肺經。因為手太陰肺經與手陽明大腸經是互為表裡的一對經絡，因此，想增強療效，除了對手太陰肺經進行刺激外，也應對手陽明大腸經進行梳理，這樣才能陰陽雙補，使陰陽趨於平衡，祛除病邪。

說到這裡，大家還需要瞭解一下十二經絡之間的表裡關係，以便滋陰補陽調養身體時，根據自己身體的實際情況，選好相應的經絡。十二經絡之間的表裡關係如下：手太陰肺經與手陽明大腸經互為表裡；手厥陰心包經與手少陽三焦經互為表裡；手少陰心經與手太陽小腸經；足陽明胃經與足太陰脾經互為表裡；足少陽膽經與足厥陰肝經互為表裡；足太陽膀胱經與足少陰腎經互為表裡。

上面我們介紹了十二經絡滋陰補陽的最佳時間及其如何選用相應的經絡來調理身體。因為除了十二經絡外，身體中還有很多經絡，下面再介紹一種適用於全身經絡的調理方法和一種食療方。

練五禽戲通經絡：五禽戲據說是由東漢名醫華佗模仿虎、鹿、熊、猿、鶴5種動物的動作創編的一套防病、治病、延年益壽的醫療氣功。練此功的時候應找一個安靜的地方，不要被外物擾亂心神。練習的時候要保持心中安寧、剛柔並濟。動作要柔中有剛，不要過度用力。

若是想利用經絡達到滋陰補陽的目的，在日常生活中就應重視養護經絡，使經絡不受外邪侵襲。只要我們將經絡照顧好，就能達到陰陽雙補的目的。上述所說的養護經絡法並不全面，大家在養生實踐中應多總結、多學習，會受益匪淺。

絲瓜湯

絲瓜湯可以引導經絡，絲瓜200克，水發香菇15克，香油10克，精鹽15克，味精3克，植物油30克，清水500克。將香菇洗淨，切成小塊。絲瓜去皮，洗淨，切成滾刀片。鍋置火上，加入植物油，油熱後倒入絲瓜煸炒片刻，放鹽，然後放入香菇和清水。湯開後，加入調味料即可食用。

「外傷所致，經絡受邪，氣滯血瘀」，陰陽失衡導致疾病

外傷所致、經絡受邪、壅塞不通，會破壞人體的陰陽平衡，導致疾病。因此，在日常生活中，若是想保持陰陽平衡，遠離疾病，就需要從日常生活細節著手，避外邪，保持經絡暢通，強身健體，助氣血通暢，小心謹慎避外傷。

自然界的任何事物都包括陰陽相互對立的兩個方面，人是自然界的組成部分，自然也不例外。在正常情況下，陰陽處於一種動態的平衡當中，一旦這種動態平衡遭到破壞，即呈現病理狀態。也就是說，陰陽失衡是人患病的根本原因。

那麼人體中的陰陽為什麼會失衡呢？張機在《傷寒論》這部醫學典籍中，將其原因歸納為三條：經絡受邪、壅塞不通和外傷。

經絡受邪。經絡受邪即六淫（風、寒、暑、濕、燥、火六種外感病邪的統稱）侵犯經絡。六淫致病，自外而入，稱為外因。對此宋代醫家陳言在《三因極一病證方論》中說：「然六淫，天之常氣，冒之則先自經絡流入，內合於臟腑，為外所因。」

外邪向體內入侵有兩個主要特性，一個是由外到內、由表及裡傳遞。自然界中的外邪一般是通過皮膚、耳、鼻、口向內入侵。外邪入侵後，先到達經絡，然後流注於臟腑。《黃帝內經．素問．皮部論》說：「邪客於皮則腠理開，開則邪入客於絡脈，絡脈滿則注於經脈，經脈滿則入舍於臟腑也。」

外邪入侵的第二個特徵即隨著外邪的入侵，病情也會逐漸加重。對經絡有所瞭解的人可能都知道，很多經絡後面都會冠以陰字或者陽字，如手厥陰心包經、手陽明大腸經。經絡後面之所以冠名陰陽，是因為經絡也有陰陽屬性，陰經和陽經相互作用，維持著人體的陰陽平衡。外邪在由外向內的入侵過程中，經絡的功能受到影響，身體中的陰陽也會失去平衡。

壅塞不通。即氣滯血瘀，氣血不能正常在經絡中循行。氣血瘀滯不通的主要原因為七情不良。《三因極一病證方論》中說：「七情，人之常性，動之則先自臟腑鬱發，外形於肢體，為內所因。」

氣血瘀滯時間長了就會化熱。熱傷津，會導致體內津液減少，破壞身體中的陰陽平衡，患者會出現便秘、尿量減少等症狀。此外，因內熱增加，迫使血液妄行，患者還會出現出血量多、崩漏等。

外傷。談及外傷，可能很多人認為外傷就是刀傷、蟲獸所傷等，其實，這裡所說的外傷，可以理解為在外力作用下對人體造成的損傷。由此我們可以推斷出，外傷除了刀傷、蟲獸所傷等，還應包括飲食不節、房勞等因素。不管是何種外傷，都會使人元氣受損，陰陽失衡，使人體出現一系列虛弱的症候。

外傷、經絡受邪、壅塞不通，會破壞人體的陰陽平衡，導致人患病。若是自身正氣較強，這些致病因素很難危及人體健康。因此，在日常生活中，我們應注意養形、神，充實正氣，以保持人體的陰陽平衡。如《黃帝內經．素問．刺法論》中說：「正氣存內，邪不可干。」

正常情況下，只要身體正氣足，各種致病因素是很難導致人患病的。一旦身體正氣方虛，不能保持陰陽平衡，人體就會出現病理變化。對於疾病我們還應有明白的認識：正邪交爭後，即使正不勝邪而患病，但只要患者正氣相對較足，發病會較輕，病程也較短，而且痊癒後不易復發。若是正氣虛，則情況相反。這就是為什麼一些人患上某種疾病後不易康復的原因。不管是急性病，還是慢性病，培養正氣、促使陰陽平衡、氣血通達都具有重要的意義。養正氣、保陰陽平衡可以試試下面的食療方。

進補時注意保證身體的營養需求，這樣就可以充實人體正氣，使人體正氣實而邪氣虛，這樣一來，陰陽平衡，形神得養，就會身康體健。

油炸鵪鶉

活鵪鶉 10 隻，芝麻 50 克，雞蛋 4 個，生菜 200 克，麵粉 75 克，胡椒粉 15 克，香油 150 克，鹽 3 克，紹興黃酒 30 毫升，蔥、薑各適量。鵪鶉宰殺，按常法處理乾淨。將鵪鶉肉剔下來，用刀背拍鬆，然後切花刀，用鹽、黃酒、胡椒粉、蔥、薑醃漬 2 小時備用。雞蛋打散，去蛋黃，留蛋清，在蛋清中放入適量麵粉拌均勻，然後裹在鵪鶉肉上，裹完麵粉後，撒上芝麻，入燒熱的香油鍋中炸酥透。生菜洗淨，平鋪在餐盤四周，中間放上炸好的鵪鶉，即可食用。

酒釀清蒸鴨

鴨子 1 隻，泡好的蓮子、酒釀各適量。鴨子按常法宰殺處理乾淨，切成兩半，去掉頭尾，放進熱水鍋裡，加入適量鹽和蔥、薑。水開後，去掉浮沫，繼續燉煮，煮到肉熟爛之後取出，趁熱剔除鴨骨。將酒釀均勻地塗抹在鴨肉上，醃製 3 小時。將醃好的鴨肉切成丁，放入砂鍋，再放入蓮子和剩餘的酒釀。將砂鍋放進蒸鍋，用中火蒸 1.5 小時左右，出鍋即可食用。

參棗燉蘑菇

蘑菇乾 50 克，丹參 30 克，紅棗乾 12 克，人參 3 克。先將蘑菇放到溫水中泡發，然後洗淨待用。人參磨碎，待用。將上面的食材一併放到砂鍋中，煮 1 小時左右。食用的時候加入白糖或冰糖調味即可。

翻開「經絡字典」，找到最有用的滋陰補陽要穴

有些穴位陰陽同補，對其進行按摩既可滋陰又能補陽，有一箭雙雕之功。但是有的穴位滋陰功效佳，有的穴位養陽作用較強。因此，若是陰虛，就可以利用最有用的滋陰穴，若是陽虛，就可以找到最佳的補陽穴。

陰陽平衡與人體健康息息相關，但是陰陽之間就如同蹺蹺板，只有相對平衡，沒有絕對平衡，陰陽總是處於此消彼長的變化中。如果陽虛（陰虛），我們可能需要補一點，而陽盛（陰盛），就需要瀉一點，以促進陰陽保持相對的平衡狀態。不管是補法，還是瀉法，都可以從穴位著手，翻開經絡字典，用經絡上的穴位進行滋陰補陽。

經絡上的穴位較多，在這種情況下需要找到具有滋陰補陽功用的秘穴，達到陰陽雙補的功效。若是想進行陰陽雙補，最有用的滋陰補陽秘穴則應首推神闕。

神闕穴。神闕穴（肚臍眼）內聯十二經脈、五臟六腑、四肢百骸，位處中下焦之間，具有承上啟下的作用，因此既能滋陰又能補陽，是調整臟腑、平衡陰陽的樞紐。因此，古人有「臍為

五臟六腑之本」、「元氣歸臟之根」的說法。正是因為該穴有如此重要的作用，古人才將其命名為神闕。

對神闕穴進行按摩的時候，也要將自己的款款深情注入其中，進而幫助穴位激發潛能，以滋陰補陽。對神闕穴進行按摩的方法如下：每晚睡前、早晨起床前，平躺在床上，摒除雜念，保持心平氣和，將手掌覆在神闕穴上，先用右手進行順時針按摩，再用左手進行逆時針按摩。按摩至有舒服感就可以了。至於艾灸神闕穴的具體方法如下：將燃燒的艾炷直接懸在臍中上方（1公分左右）施灸，以有溫熱感為度。每次灸15分鐘左右，10天為1個療程。全年可不定時灸3～5個療程。

太溪穴。太溪穴是既能滋陰又能補陽的另一秘穴，是腎經上的大補穴。說到身上的大補穴，可能很多人都會首先想到足三里穴。民間有「常按足三里，勝吃老母雞」的說法，從這句俗語中我們不難看出足三里穴的補益功效。其實除了足三里穴，太溪穴也是人身上的一大補穴。這兩個穴位雖然都有補益功效，但足三里穴偏重於補後天，太溪穴偏重於補先天。因此，若是先天不足，陰陽失衡，不妨對太溪穴進行刺激。可用拇指、食指或者中指，對太溪穴位進行按壓，力道要輕，每個穴位按壓5～10分鐘即可。

有些穴位陰陽同補，對其進行按摩既可滋陰又能補陽，有一箭雙雕之功。但是有的穴位滋陰功效佳，有的穴位養陽作用較強。因此，若是陰虛，就可以利用最有用的滋陰穴，若是陽虛，就可以找到最佳的補陽穴。

陰虛者可以按摩湧泉、複溜穴，陽虛者可以按摩至陽、大椎等。

湧泉穴。湧泉穴（見圖 2-1）是腎經的首穴，對此穴進行刺激不僅有助於滋陰降火，還有助於防病治病。這是因為湧泉穴所在處腎經經氣比較充足，對其進行刺激能發揮滋陰補腎的目的。而腎又為先天之本，先天之本得到充分養護，自然有助於強身健體、益壽延年。對此，我國現存最早的醫學著作《黃帝內經．靈樞經．本輸》中說：「腎出於湧泉，湧泉者足心也。」這句話的意思為：腎經之氣猶如源泉之水，來源於足下，湧出灌溉周身四肢各處。因此，我們對湧泉穴進行刺激，有助於強身健體。

可採用雙腳摩擦法對湧泉穴進行刺激。即先用溫水泡腳，泡20分鐘左右，擦乾。然後將兩腳心相對，相互摩擦36次。此種方法，不僅可以刺激湧泉穴，也可刺激腳底其他穴位，有助於疏通經絡氣血，益壽延年。

復溜穴。復有反復之意，溜通「流」，之所以取名復溜穴，意為讓停留的水重新流動起來，因此按摩此穴能發揮較好的滋陰功效。持續按摩此穴，不但有助於滋陰降火，改善陰虛火旺導致的咽喉腫痛症狀，對於經痛、水腫等症也有較好的改善作用。可以用拇指對其按揉，每次按揉20次即可。

上面所介紹的湧泉穴和復溜穴均為滋陰秘穴，下面我們再來瞭解一下補陽的秘穴。

大椎穴。之所以取名大椎，是因為穴位所在處陽氣比較充足，如椎般堅實。對這個穴位予以刺激的話，能發揮較好的補陽功效，有助於增強人體免疫力，對於某些疾病大有裨益。可用食指緩緩用力按壓大椎穴，持續按壓1分鐘左右，慢慢鬆手，如此反覆十幾次即可。

至陽穴。之所以取名至陽，是因為陽氣到此處時已經達到極致，對此穴進行刺激，可大補陽氣。可用拇指按壓此穴，每次按壓1分鐘，每次可按壓20下。

用秘穴滋陰補陽是平衡陰陽的一種有效手段。若是你發現了陰虛或者陽虛的蹤跡，一定要及時出手，利用好這些滋陰補陽的穴位。

「推心置腹法」——有效的滋陰補陽秘法

推心置腹法對於氣血瘀滯有較好的功效。氣為陽，血為陰，氣無阻，血自行，氣血交融，陰陽自平。我們可以將這招作為長壽的秘法，經常練習，不但有助於強臟腑，還有助於寧心養身，可謂一舉多得。

推心置腹是一個成語，比喻真心待人。這裡所說的推心置腹法並不是此意，而是一種滋陰補陽的秘法，即推腹法。中醫認為，人體腹部為「五臟六腑之宮城，陰陽氣血之發源」，推腹部可以平衡陰陽，充實五臟，驅外感之邪，清內生之百症。因此，建議大家多推腹，有病祛病，無病強身。

因為推腹時要用到推法，所以這裡做一下簡單介紹。所謂推法，是推拿手法之一，就是用拇指或手掌或其他部位著力於人體某一穴位或某一部位，作單方向的直線或弧形移動。接下來我們瞭解一下成人推法中的幾種方法，以便大家選用。

拇指平推法。以拇指指腹為著力點並置於治療部位，其他四指併攏，以助拇指用力，沿經絡循行路線進行平推，一般可連續操作5～10遍或更多（見圖7-1）。

掌平推法。以掌根為著力點並置於治療部位進行平推，若需要增大壓力時，可用另一手重疊緩慢推進。一般可連續操作5～10遍（見圖7-2）。

拳平推法。手掌握空拳，將食指、中指、無名指、小指四指的指間關節放在治療部位上進行平推。一般連續操作3～5遍即可（見圖7-3）。

肘平推法。將肘部放在治療部位進行平推，一般連續操作1～2遍即可（見圖7-4）。

說完了推法，我們接著來看一下如何推心置腹。推心置腹的方法如下：先將眼睛閉上，如入無人之境，全身放鬆。將手掌放到膻中穴所在部位，想像自己已經將穴位中的能量調動起來，吸氣，然後將手掌慢慢向下推移，同時呼氣，一直推到小腹為止（掌平推法）。若是在這個過程中感覺呼吸不夠用的話，可根據自己的實際狀況調整呼吸，千萬不要強行憋氣。

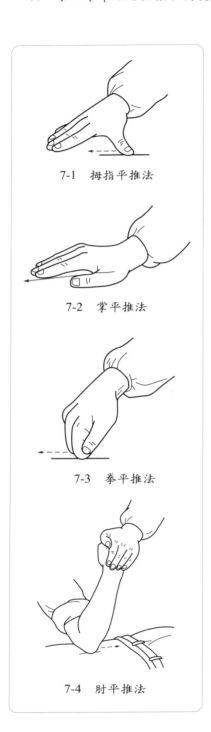

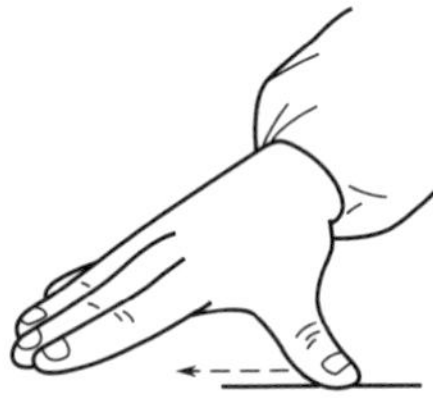

7-1　拇指平推法

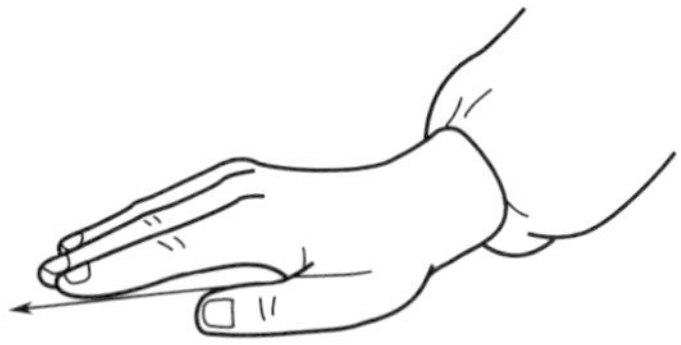

7-2　掌平推法

7-3　拳平推法

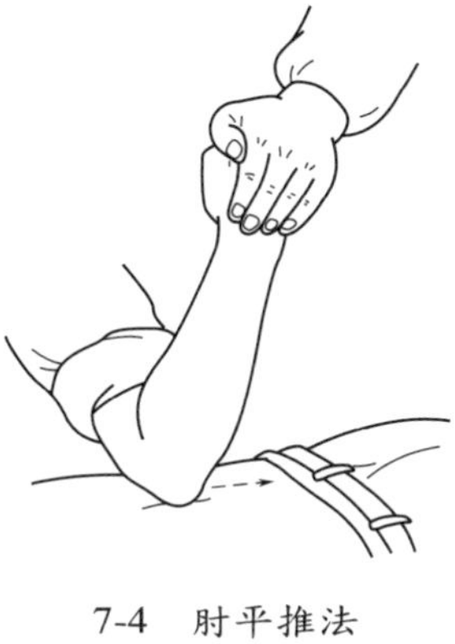

7-4　肘平推法

李女士是一名高中老師，脾氣不好，經常抑鬱，生悶氣。從去年開始出現了腹部悶脹，吃點東西就堵，呼吸困難、胃痛的症狀。後來用推心置腹法進行調理，剛開始的時候感覺疼痛難忍，隨著時間的增加，疼痛症狀開始減緩。後來，再推的時候基本上就沒有什麼感覺了。隨著疼痛感的消失，身體的不適症狀也得到好轉。身體有勁了，工作變得輕鬆起來，吃飯也比以前香了，心裡也感覺很舒暢。

可能很多人都已經發現了這樣一件事情，那就是在談及深呼吸這個問題的時候，筆者一再強調不要憋氣。大家千萬不要小看這件事情，練習深呼吸的目的就是調氣血、平陰陽，提升臟腑器官的功能，以強身健體、益壽延年。若是強行憋氣，不但達不到該功效，反而會對臟腑器官造成損傷，百害而無一利。

在將手掌向下推移的過程中，之所以配合深呼吸，是為了將身體中的濁氣排出體外。濁氣一除，身心皆通暢，不能不說是一件大快人心的事情。在推心置腹的時候動作要輕柔，切忌用蠻力。因此，最好平躺在床上，放鬆，輕柔地進行推心置腹。

推心置腹法對於氣血瘀滯有較好的功效。氣為陽，血為陰，氣無阻，血自行，氣血交融，陰陽自平。我們可以將這招作為長壽的秘法，經常練習，不但有助於強臟腑，還有助於寧心養身，可謂一舉多得。

練這套功法的時候一定要收斂心神，要將心思集中到這件事情本身。老子曾說：「上善若水」，其實，他所強調的無非就是一個意境。

值得注意的是，腹部皮膚有化膿性感染或急性炎症（如腸炎、痢疾、闌尾炎等）時，不宜按揉，以免炎症擴散；腹部有癌症，也不宜按揉，以防癌症擴散或出血。揉腹時，出現腹內溫熱感、飢餓感，或產生腸鳴音、排氣等，屬於正常反應，不必擔心。

天下補陽第一功——像守株待兔一樣意守丹田

當我們像守株待兔一樣意守丹田的時候，丹田即為煉丹爐，意守的作用就相當於增強丹爐裡面的火勢，隨著火勢越來越大，丹田處會有暖洋洋的感覺，這種溫暖的氣流會漸漸擴散到全身，因此，意守丹田之後渾身都感覺極為舒暢，這實際上也達到了補陽的功效。

陽氣可以溫暖五臟六腑，使氣血得以順利循行，進而防禦病邪的入侵，預防疾病的發生。人的一生，就是在不停地損耗陽氣。中醫認為「人到四十，陽氣不足，損與日至。」這句話的意思是，人過了40歲陽氣就走下坡路，身體變得虛弱，很多疾病也都易在這個年齡段發生。因此，民間有「四十不補，五十受苦」的說法。

陽氣隨著年齡的增長而日益呈現遞減之勢，這是我們改變不了的，但是我們卻可以通過意守丹田的方法放慢陽氣衰弱的腳步。意守丹田有助於生發陽氣，改善陽氣虛衰出現的各種症狀。那麼何為意守丹田呢？我們不妨從此功法的名字入手，來做一下簡單的瞭解。

先來看一下「意守丹田」中的「意」字。「意」字其實是由「啻」演化而來的，上面是言字，下面是心字。古人在造這個字的時候，可能有這樣一層意思，就是你在和別人說話的時候，要將心思也放在這件事情上，不要人在此而心在他處。因此，「意守丹田」中的「意」，即意識、精神思想。意守的意思無非就是有意識地誘導思想專注於丹田。

丹田是何處呢？古代很多道家為尋求長生不老之道，便安爐起火，煉製仙丹。也有這樣一些道人，不煉外丹煉內丹。於是，他們就將外界中的丹爐移到了人體內，也就是所謂的丹田。古籍《東醫寶鑑》中指出：「腦為髓海，上丹田；心為絳火，中丹田；臍下三寸為下丹田。下丹田，藏精之府也；中丹田，藏氣之府也；上丹田，藏神之府也。」《鍾呂傳道集》也指出：「丹田有三，上田神舍，中田氣府，下田精區。精中生氣，氣在中丹；氣中生神，神在上丹；真水真氣，合而成精，精在下丹。」

從這些古代典籍的論述中我們可以推斷出，丹田有上、中、下之分，具體為「上丹田」─兩眉間；中丹田─兩乳間膻中穴；下丹田─臍下一寸三分。人身雖有三丹田之說，但實際練功時，除特殊情況之外，一般所說意守丹田，都是指意守下丹田。

古人認為下丹田即氣海，是真氣升降開合的樞紐，對這個穴位進行刺激有助於益氣助陽、調經固經，與人體生命活動的關係極為密切。道家在用煉丹爐煉製仙丹的過程中，需要使煉丹爐裡面的火保持旺盛，這樣才能煉出仙丹，可見道家煉製仙丹是離不了火的。當我們像守株待兔一樣意守丹田的時候，丹田即為煉丹爐，意守的作用就相當於增強丹爐裡面的火勢，隨著火勢越來越大，丹田處會有暖洋洋的感覺，這種溫暖的氣流會漸漸擴散到全身，因此，意守丹田之後渾身都會感覺極為舒暢。這實際上也達到了補陽的功效。陽氣充足，臟腑器官得到溫養，氣血流通順暢，身體抵抗病邪的能力增強，健康就有了保障。

王先生是河北人，今年三十多歲了，工作不理想，也沒有女朋友。為了改善自己的生活狀況，並且給自己創造接觸異性的機會，王先生在工作之餘又做起了兼職。起早貪黑，勤勤懇懇。原本指望生活狀況得到改觀，可是讓他萬萬沒想到的是，錢沒掙到多少，身體卻垮掉了，大病小病不斷。剛開始還吃藥，但是時間長了他也就不再將治療辦法寄託在藥物上，而是開始用意守丹田的辦法調理身體。

剛開始意守時，想意守又守不住，最後沒辦法，他就不再強求，而是用心去體會、去注意，最後去尋找丹田附近的感覺。隨著意守的時間增加，意守丹田對他來說也不再是什麼困難的事情了。不但如此，身體也逐漸強壯起來。最重要的是，思想負擔也不那麼重了。身心皆輕鬆舒暢，自然有利於平衡陰陽，促進疾病好轉。

在意守丹田之前，我們要先做一件事情，那就是排空宿便、尿液。只有將身體中這些沒用的東西排出去，才能給身體營造一個乾淨清爽的空間。排空宿便之後，將雙手交疊放在丹田上，腰背挺直，提肛，隨之有意識地誘導思想專注於丹田，進行呼吸吐納，使精神不渙散，感覺呼吸時的丹田起伏。保持心平氣和，呼吸節奏達到緩勻狀態，意氣合一。在意守的過程中，你可能會感覺到身體上有暖流湧動，這時候不要有什麼思想負擔，這說明你身上的陽氣已經得到激發。若是出現其他不適症狀，應立即停止。

練習意守丹田法不宜在太飽或者飢渴的情況下進行，一般來講，初次練習每次只要持續5～6分鐘就可以了。隨著練習次數的增多，可適當延長時間，但是每次不宜超過半小時。練習半小時以後，就可以放棄停閉呼吸，放棄意守丹田，全身放鬆，平臥床上，靜養10～20分鐘。

有的人講，意守丹田的時候不能集中精神怎麼辦？這種情況需要我們像王先生一樣，不要刻意而為之，強迫自己則會使意守結果適得其反。若是不能集中精神，不妨尋找意守的感覺，如發熱、腸鳴等。我們在尋找這些感覺的過程中，自然就會摒除心中雜念，在潛意識中完成意守丹田。

意守丹田還應注意呼吸。要做到意守丹田，練功家「呼吸要綿綿，深入暖丹田」。為什麼呢？因為深長細柔的腹式呼吸，能促使「萬念歸一」，摒除雜念，雜念一除，有助於心神安定，進入恬淡虛無的高度入靜境地。

打太極拳打出新法，通調陰陽有講究

一般來說，太極拳的動作並不重要，所以打拳的時候也沒有必要從一招一式出發，更無需講究將拳法打得多麼嫻熟，重要的是，要練神、練氣、練意。只要練好了內功，太極拳的招式就會自覺發出、靈活多變，我們就能打出新招式，達到滋陰補陽的目的。

打過太極拳的人可能都知道太極講究虛實、快慢、剛柔等，從這些動作中不難看出，太極拳的招式實際上是相互對立的，陰中有陽，陽中有陰，所以打太極拳也可以調理身體中的陰陽。

以往人們在練習太極拳的時候往往是著重招數，也就是我們常說的外功。其實用太極拳通調陰陽的話，內功遠遠勝過外功。一般來說，太極拳的動作並不重要，所以打拳的時候也沒有必要從一招一式出發，更無需講究將拳法打得多麼嫻熟，重要的是，要練精、練氣、練神。只要練好了內功，太極拳的招式就會自覺發出、靈活多變，我們就能打出新招式，達到滋陰養陽的目的。練神、練氣、練意本身就是平衡陰陽的過程，這是因為從陰陽的特性來講，精為物質，為陰；神為功能，為陽，氣則是溝通陰陽的媒介。陰陽相互溝通，身體內部呈現一片祥和之象，健康也就可以得到保障。

李先生今年50歲，上初中的時候患上了肺病，不過慶幸的是，在一次體育課上接觸到太極拳，於是從那個時候便開始拜師練習。持續練習了三年，肺病竟然得到好轉，後來繼續兢兢業業鑽研，使自己成了一名小有名氣的太極拳大師。李先生練習太極拳的訣竅為練精、練氣、練神。

人們常說的：「天有三寶，日、月、星；地有三寶，水、火、風；人有三寶精、氣、神。」由此可見，保養精、氣、神是平衡陰陽、健身、抗衰老的主要手段。人的一生當中，任何階段都應重視精、氣、神的養護，尤其是中老年，當精、氣、神已經消退的時候，就更應該珍惜此「三寶」。只有重視精、氣、神的養護，才能平安度過每一天。那麼如何練精、練氣、練神，並將其很好地運用到太極拳當中呢？下面就來說一下練精、練氣、練神之法。

練精。盤腿而坐，全身放鬆。舌抵上顎，心無雜念，意想自然精氣由全身毛孔進入。自然界中的精氣進入後，歸於丹田。隨之閉氣，達到一定限度後深呼吸，隨後吐氣。這樣一吸一閉一呼做六次。在練習此功法的過程中，如果感覺頭暈、胸悶、氣短，則應停止練習。

也可以採用下面的功法達到煉精的目的：雙腿直立，兩腳分開與肩寬，兩臂上舉伸直，在腦後交叉。雙手儘量向後壓，將力量和意念都集中在腰椎部位。然後將兩臂展開，呈飛燕式，慢慢下蹲，雙手向胸前靠攏，抱住兩膝，抬起腳後跟，反覆踮幾下。再站起時，前腳掌先用力，作為起動力量，緊接著將所有力量、意念再次集中在腰椎。將手臂展開，向上抬，兩手交叉，放到腦後，恢復到起始動作。

練氣。保持身體正直，將兩腳分開，與肩同寬，放鬆。兩手內翻，手心朝下。意想心中充滿浩然正氣，此正氣在丹田之處聚攏，然後下沉。兩臂隨著浩然正氣的下落而運行，不要顧及呼吸。兩手落至大腿肚旁，使自己達到「兩臂落時身散空，無我無為入化境」的境界。

待正氣與地面接觸後，翻轉手心，做托舉狀，兩手臂向上抬升，在這個過程中要有意識地想著身體中的一身之氣也被托起來了。兩手升至齊肩後，你會感覺身上有一股暖洋洋的感覺，練到一定境界時額頭上還會滲出汗珠。雙手攏向頭前欲抱氣團，使氣團斜下入腹。意想氣團由上丹田經過中丹田，最後到達腳部湧泉穴。

練神。練神時就該做到「心心相印」，我們都知道這個成語意思就是彼此的心意不用說出，就可以互相瞭解，形容彼此思想感情完全一致。心息相依也有這個意思，只是程度不如「心心相印」深而已。那麼什麼是息呢？一呼一吸是謂息，它指的是呼吸節奏。心息相依就是心神意念與開合呼吸融合為一，始終不離。簡單來說，就是你在打太極拳的時候要將心神放在呼吸節奏上。將心神放在呼吸節奏上，不是讓你去聽呼吸的聲音、關注呼吸的狀況，而是在呼吸的同時要想著丹田的呼吸。

練好精氣神，必然能將太極拳打得遊刃有餘、虎虎生風。即使招數柔和，也會精氣神十足，因為內在的精氣神會通過太極拳的一招一式而展現出來。只要經常持續練習，身體就會氣血充足。身體內部的氣血充足了，五臟六腑、四肢百骸都能得到氣的溫煦、血的滋潤，則身強體健，內無病邪之患，外無六淫之擾，自然心就安了，氣也順了，神也閑了。

第八章

滋陰扶陽治大病

百病漸消，幸福自來

陰陽就是身體中的健康操盤手，陰陽平衡，身體就能夠健康；如果陰陽失衡，就會患病、早衰、甚至死亡。所以養生的宗旨，最重要的就是維護生命的陰陽平衡，患上重病自然也應將滋陰扶陽視為首要任務。

用陰陽挖掘人體潛能，煉出先天「內丹」治大病

實現人體自癒潛能的途徑為調和陰陽二氣，因此我們需要想辦法調和身體中的陰陽，辦法有很多種，但是有一種方法卻有奇效，此種方法即為「內丹養生法」。煉製內丹的過程即調養精、氣、神，使陰陽相交的過程，因此能發揮治病驅邪的功效。

人體是有自癒潛能的，比如我們的手被割傷了，即使你不去管它，過一段時間傷口也會癒合，這就是自癒潛能的一種表現。人體的自癒潛能不僅可以促進傷口修復，還能發揮防病治病的作用，所以恢復和激發人體自癒潛能是防病治病的最好手段。當人體某一個部位出了毛病，自癒功能會安排一種補救的辦法，以維持正常生活所需，幫助身體恢復健康。

人體自癒潛能實現的途徑為調和陰陽二氣，使氣血通達，進而增強身體對疾病的抵抗力。身體陰陽的平衡是保健和防治疾病的主要手段。只要陰陽二氣調和，自愈潛能就會得到增強，我們所患上的各種大病小疾就會康復。因此，《黃帝內經．素問．至真要大論》說：「謹察陰陽所在而調之，以平為期。」這句話的意思就是，仔細分析陰陽失衡的偏頗狀況，然後促使其恢復

平衡。

實現人體自癒潛能的途徑為調和陰陽二氣，因此，我們需要想辦法調和身體中的陰陽，辦法有很多種，但是有一種方法卻有奇效，此種方法即為「內丹養生法」。煉製內丹的過程即調養精、氣、神，使陰陽相交的過程，因此能發揮治病的功效。

調養好精、氣、神具有十分重要的作用，對此，張仲景在《類經・攝生》中說：「善養生者，必寶其精，精盈則氣盛，氣盛則神全，神全則身健，身健則病少。」對精、氣、神三寶進行調養，首要的是養精。

精是氣和神化生的本源。精可化氣，精足則人身之氣得以充盛，分佈到各臟腑經絡。各臟之精充足則各臟之氣化生充沛，自能推動和調控各臟腑形體官竅的生理活動，故精足則氣旺，精虧則氣衰。精的虛實決定著氣的盛衰，而氣的充實狀況又會影響到神。氣充則神明，氣虛則神衰，故稱氣為神之母。對於精、氣、神之間的關係，明代的陳繼儒在《養生膚語》中指出：「精能生氣，氣能生神，則精氣又生，神之本也，保精以裕氣，裕氣以養神，此長生之要方。」

因為精是氣和神化生的物質基礎，所以用陰陽挖掘人體潛能，首要的任務是養精。只有精充足，氣才能不虛，神才能得養，精、氣、神皆充足，陰陽相交，彼此勢均力敵，疾病就會逐漸康復，身心就會有舒暢之感。

養精不妨試試下頁的食療方，這裡介紹的是養精的食療法。雖說精、氣、神三者中，首當養精，但是也不能忽視對氣和神的調養。只有將精、氣、神都重視起來，才能真正調理好陰陽，激發人體潛能。

鹿角膠粥

鹿角膠、山茱萸各20克，粳米100克。將粳米淘洗乾淨，放入高壓鍋中，加適量清水。山茱萸洗淨，也放進鍋中。大火燒開，然後用小火熬到粥熟爛之後，將鹿角膠放入使其溶化，再煮二三沸即可。食用時可加糖調味。

冬瓜黑豆燉鯽魚

鮮鯽魚1條，冬瓜500克，黑豆250克。將鮮鯽魚按常法處理乾淨，與黑豆同煮，不加鹽及其他調味料。約20分鐘後，放入冬瓜，至肉熟豆爛後即可。

一品山藥

生山藥500克，白糖100克，麵粉150克，蜂蜜、核桃仁、什錦果脯、豬油、芡粉各適量。將山藥去皮，洗淨，蒸熟，放入搪瓷盆中搗碎，加麵粉，揉成麵團，桿成小餅。將核桃仁、什錦果脯放到小餅上，上鍋蒸20分鐘。蒸餅的過程中，將炒鍋洗淨，燒熱後放入豬油。豬油燒開後，放入蜂蜜、白糖、芡粉，做成蜜糖。小餅蒸熟後，將蜜糖澆到小餅上即可。

蓮心白扁豆燉老母雞

老母雞150克，蓮心5克，白扁豆15克，黃酒3克，薑2片，雞汁、清雞湯、精鹽各適量。老母雞按常法處理乾淨切塊，過一下開水，再將其放到砂鍋中。白扁豆、蓮心洗淨，與黃酒、清雞湯、薑片放入到砂鍋中。燉煮2.5小時左右，加適量雞汁、精鹽調味即成。

枸杞滋肝腎陰虛，上火時用它入餚最有效

中醫認為枸杞性平味甘，入肝、腎經，具有養陰補血、滋補肝腎、益精明目的功效，是極佳的滋陰補腎食療佳品。枸杞藥性平和，有滋陰祛火、益壽延年之功，被歷代醫家推崇為強身健體、延緩衰老之良藥。

中醫認為肝藏血，腎藏精，精血由水穀之精化生和充養，且能相互資生，同源互化。精血都為身體中的陰液物質，精血充足，才能滋養五臟六腑、四肢百骸。若是肝腎陰虛，身體失其所養，就會出現一系列肝腎陰虛的症狀，如腰膝酸軟、頭暈、耳鳴、遺精等。陰虛體質的人除了出現相應症狀外，還容易「上火」，表現為性情急躁、心煩易怒、情緒波動大等。

其實，相對於腎陰虛來講，肝陰虛更易導致人上火。中醫認為「肝在志為怒」，「怒則氣上」，而火具有上炎的特性，兩者具有類似的屬性，因此肝陰虛更易導致上火。

經常熬夜、嗜好濃茶、運動量少、營養過剩以及房事過勞等不良生活習慣都會導致肝腎陰虛。加上現代人生活節奏快，工作壓力大，需要耗費更多的精血，由此出現上火的症狀。

有個朋友的兒子，高三那年成績直線下滑，這可急壞了他們一家人。平時朋友總是忙於工作，對孩子的學習成績很少過問，自從孩子的成績下滑後，一向以「清閒居士」自居的他也坐不住了。他每天主動和兒子談心，陪兒子學習，儘管如此，孩子的成績還是下滑。

有一次，他帶孩子來筆者家做客，閒談之中他訴說了心中的苦悶。於是筆者與朋友的兒子敞開心扉暢談了一次。朋友的兒子告訴筆者，最近心裡面總是有一股無名火，看誰都不順眼，學習也總是提不起精神，除此之外，還有頭暈、耳鳴、眼睛乾澀的症狀。為其把脈，發現其脈搏細弱無力。觀察舌苔，發現其舌體紅，舌苔少。原來朋友的兒子患上了肝腎陰虛。和朋友分別之時，筆者告訴朋友不要給孩子太大的壓力，順其自然就好。並囑咐朋友回去後讓孩子服用枸杞。

中醫認為枸杞性平味甘，入肝、腎經，具有養陰補血、滋補肝腎、益精明目的功效，是極佳的滋陰補腎食療佳品。常服枸杞不但有助於滋陰祛火，還有益壽延年之功。枸杞功效顯著且藥性平和，所以被歷代名家推崇為強身健體、延緩衰老之良藥。據說陸游年老時兩眼昏花，常服枸杞粥，為此還留下了「雪霽茅堂鐘磬清，晨齋枸杞一杯羹」的詩句。

對於枸杞的功用，古醫藥書《本草匯言》記載：「枸杞能使氣可充、血可補、陽可生、陰可長、火可降、風濕可去，有十全之妙用焉。」對於枸杞的延年益壽之功，唐朝詩人劉禹錫還曾寫過一首詩，詩曰：「僧房藥樹依寒井，井有清泉藥有靈。翠黛葉生籠石甃，殷紅子熟照銅瓶。枝繁本是仙人杖，根老能成瑞犬形。上品功能甘露味，還知一勺可延齡。」可見，古人對枸杞的功效已經有了深刻的認識。

不管是從補腎的角度，還是從補肝的角度來講，枸杞都有滋陰祛火之功。用枸杞去火，最好搭配其他食材一起使用，這樣才能發揮較好的祛火功效。下面就介紹幾種枸杞滋陰祛火的方子。

不管是由肝陰虛還是由腎陰虛導致的上火，都在警示我們身體中的陰陽平衡已經遭到破壞，因此，必須及時出手滋陰滅火。肝腎陰虛上火，就可以用枸杞進行調理。

枸杞百合羹

枸杞、百合各 15 克，冰糖適量，雞蛋黃 1 個。枸杞、百合加水適量，同煮至稠爛，加入攪碎的雞蛋黃和冰糖，再煮沸片刻即可。

枸杞百合蓮子羹

百合 100 克，蓮子、金針花各 50 克，枸杞 10 克，冰糖適量，清湯 1 碗。蓮子去心，煮熟，待用。枸杞、金針花洗淨，放到溫水中浸泡。鍋中加清湯，放入百合、金針花，再加入蓮子、枸杞，待鍋開煮至原料熟時依個人口味加入適量冰糖，出鍋即可。

枸杞粥

枸杞 20 克，粳米 150 克。將粳米、枸杞洗淨，放進高壓鍋中，大火燒開，然後用小火熬到粥黏稠後即可食用。

枸杞煲湯

銀耳 10 克，枸杞、冰糖各 30 克。將銀耳用清水泡發，去根蒂，洗淨撕碎；枸杞用清水浸泡 3 分鐘，洗淨，與銀耳、冰糖共放入砂鍋內，加適量清水，將鍋置武火上煮沸後再改用小火煮至銀耳熟爛即可。

失眠須滋陰，黃連、阿膠最有效

失眠多是由陰虛火旺引起，因此，失眠者需要滋陰。黃連、阿膠都有滋陰祛熱之功，因此陰虛失眠患者可以採用。

中醫認為心腎相交，心火下降以溫腎水，腎水上承以濟心火。若是腎水不足，心火得不到控制，就會向上躥。這種情況下不僅會出現口乾舌燥的感覺，還會失眠。這是因為心主神，當心火比較大的時候，心主神的功能就會受到擾亂，於是出現失眠症候。心火大失眠者可以試用黃連和阿膠，使陰陽趨於平衡。俗語說：「啞巴吃黃連，有苦難言」。這句話可能我們大家都說過，但是俗語中所說的黃連究竟為何物，可能很多人都不清楚。其實，俗語中所說的黃連指的是中藥黃連，其名稱的由來據說與一個叫黃連的人有關。

傳說古時有位大夫，家裡面有一個小藥園，裡面種植了很多種藥物。因為自己的精力有限，於是便雇用一個叫黃連的勤勞小童，幫忙照顧藥草。有一天黃連料理完藥草之後，出去遊玩，在山上發現了葉似甘菊、開黃色小花的可愛小草，於是便將其連根拔起，種到了藥園裡面。漸漸地，黃連也就把這件事情給淡忘了。直到有一天，大夫的女兒不知道為何全身燥熱難耐，並且還上吐下瀉、胡言亂語，大夫開了藥方給女兒服用，症狀未見好轉。就在大家心急如焚的時候，黃連想到自己種植在藥園裡面的那株植物。於是便推薦給大夫。

大夫抱著試試看的想法，便將其煎湯給女兒服用，連服三日後，病情好轉。因為此種去熱清火的藥物是黃連發現的，因此大夫便將其命名為「黃連」。

這雖然只是個傳說，但是從這個故事中我們也不難看出黃連的藥用功效。對於黃連的功效，《景嶽全書》中說：「味大苦，氣大寒。」苦味是入心的，可以助心宣洩火氣，讓多餘的心火從身體中排泄掉。黃連除了苦的特性，還是大寒之物，因此也可以發揮瀉火的作用。陰虛失眠時，不妨用黃連進行調理。下面介紹幾種黃連滋陰助睡眠的食療方。

龍膽黃連燉羊肝

龍膽25克，羊肝150克，黃連2克，豬瘦肉80克，生薑3片，食鹽、生油、太白粉各適量。羊肝洗淨、切薄片、用太白粉、生油揉擦。揉擦後，洗淨，待用。豬瘦肉洗淨，切塊。將上述準備好的材料一併放到燉盅中，加1,000毫升冷開水，加蓋隔水燉3小時。食用時加食鹽調味即可。

黃連粥

黃連10克，白糖15克，粳米50克，加水，熬煮成粥，每日早晚餐食用。

說完黃連，我們接著再來瞭解一下阿膠。說到阿膠，可能我們會情不自禁地想到「暗服阿膠不肯道」的楊貴妃，於是有人認為阿膠是女人的專用藥。其實，阿膠是男女通用的滋陰之物，三國時期的曹植就曾用阿膠治好了自己體虛的毛病。

據說曹植被其兄貶到東阿縣後骨瘦如柴，身體極度虛弱。後來，當地醫生建議他服用東阿阿膠。曹植服用後，身體奇蹟般地康復。曹植身體康復後，詩興大發，於是作了一首詩來稱讚阿膠：「授我仙藥，神皇所造。教我服食，還精補腦。壽同金石，永世難老。」

從這個故事當中我們不難看出，阿膠並非女性專屬藥物，男性也可以服用。中醫認為阿膠性平、味甘，入肺、肝、腎三經，具有補血、止血、滋陰潤燥的功能。阿膠滋陰養血有助於補虛，還有助於制約擾動的心神之火，促進睡眠。

不管男女，當陰虛心火上炎，導致患者心神煩亂，晚上不能安然入睡時，不要著急，在這種情況下就可以用阿膠來助自己一臂之力。下面介紹兩種阿膠的食療方，以便陰虛失眠患者根據自己的實際情況進行選用。

陰虛即身體中的陰液不足，陽氣相對亢奮，擾亂心神，則易失眠。失眠是陰虛火旺引起的，因此，失眠患者需要滋陰。黃連、阿膠都有滋陰祛熱之功，因此可用它們進行滋陰。

阿膠蛋黃湯

阿膠 15 克，雞蛋 1 枚。雞蛋打入碗內，取黃。阿膠磨碎，放到小碗內，加入開水，使其烊化，然後將雞蛋黃打散倒入烊化的阿膠中，加水至 150 毫升，火上微沸 5 分鐘，待溫飲服，每晚 1 次。

阿膠佛手羹

阿膠 5 克，柏子仁 15 克，佛手片 10 克，雞肝 1 具，冰糖 20 克。將阿膠放到小碗內，加開水烊化；雞肝切碎，用粗布包好；佛手片、冰糖加水煮開；柏子仁炒香研粉。將包裹好的雞肝放到煮開的佛手片、冰糖水中，將雞肝煮熟後再倒入已烊化的阿膠中，兌入柏子仁粉，攪勻即可食用。

重病、慢性病重點應是調陰陽

疾病多種多樣，但是其病因無外乎陰陽失調，既然疾病由陰陽失衡而起，那麼就應從調理陰陽著手以促進疾病的好轉。重病、慢性病患者尤其要注意這一點。

俗話說：「陰陽一調百病消。」不管是何種疾病，我們都可以從調理陰陽找到突破口。為什麼這樣講呢？這是因為我們的身體本身就有一套平衡系統，與大自然的生物平衡系統相類似。自然界有生物圈，各種生物之間相互影響、相互克制，進而使得各種生物群落之間保持相對平衡。我們的身體則是通過陰陽之間的相互作用，使身體保持健康狀態。若是此平衡狀況被打破，就會患病。

首先來看一下癌症，癌症是人體陰陽重度失衡的結果。人體陰陽失衡，身體中的正氣不足，邪氣就會趁機入內。邪氣犯內，會導致臟腑功能減退，氣血運行不暢。邪氣擾亂氣的運行，導致氣滯血瘀，誘發癌症的發生。

「三高」疾病、心腦血管疾病等慢性病，也和陰陽失衡密切相關。心腦血管疾病已經成為人類的「頭號殺手」，包括心絞痛、冠心病、動脈粥樣硬化等。心腦血管疾病的發生與氣滯血瘀、陰陽平衡遭到破壞有密切關係。

陰陽平衡，身體正氣強大，血流於脈中，氣血能在脈中順利循行。若是身體陰陽平衡被打破，身體中的正氣不足，則邪氣入侵，阻塞氣血循行，導致氣機升降失權，血行受阻，瘀阻脈道。在這種情況下，血不養心，氣機逆亂，上衝於腦，則易誘發心腦血管疾病。

疾病多種多樣，但是其病因無外乎陰陽失調。身體陰陽失調，正氣戰勝不了邪氣，身體免疫功能下降，氣血運行失調，氣滯血瘀，導致各種疾病的發生。既然疾病由陰陽失衡而起，那麼就應從調理陰陽著手以促進疾病的好轉。這其實就是所謂的尋根究源，也就是找到了病根，就要把病根剷除。

調理陰陽、增強體質、預防重病、慢性病的發生，除了要飲食合理、保持睡眠充足、持續運動、保持情緒平和外，最好能經常在耳朵上做文章。中醫認為：「耳者，宗脈之所聚也。」因此，經常按摩耳朵，能發揮疏通經絡、運行氣血、調理臟腑功能的作用。對耳朵進行按摩可以採用下面的方法。

摩擦耳郭。以掌心前後摩擦耳郭正反面10餘次，有助於疏通經絡、振奮臟腑。

提拉耳朵。用拇指、食指向上提拉耳頂端10餘次，有鎮靜、止痛、退熱、清腦的功效。

下拉耳垂。用雙手拇指和食指捏住耳垂向下拉，手法由輕到重，每次15～20下。

除了在耳朵上多做文章外，還應養護好腎。因為腎是先天之本，腎中的「精可以化氣」，

「氣可生精」，腎精的虛實與陰陽平衡息息相關。養護好腎則可以按湧泉穴。湧，就是湧出的意思；泉，可以看做氣血。也就是說，此處是氣血湧出來的泉眼。我們對其進行按摩既可以補氣，也可以補血，有利於陰陽雙補。此外，對這個穴位進行按摩還有益於激發腎經經氣，疏通腎經，調和腎臟氣血，調整和改善腎臟功能和機能活動，填腎精、固腎氣，因此有利於養腎。腎精足，精可化氣，又可以生血，有利於疾病的好轉。對湧泉穴進行按摩的話，可用左手心勞宮穴對準湧泉穴進行旋轉按摩。

生命是一種內在穩定狀態，這種穩定取決於陰陽的平衡，陰陽就像天平上的兩個砝碼，一左一右，只有它們重量相當，天平才會穩定。一旦陰陽失調，天平向一方傾斜，平衡被打破，人就會生病。所以，人要獲得長期健康，就必須時刻保持陰陽平衡。養生養的是陰陽，只有陰陽調和，我們才能無病痛之苦。

補中益氣丸，平衡陰陽、治便秘

津液缺失，大腸內水分不足，糞便乾燥，加上中氣不足，氣的推動力下降，於是就出現便秘症狀。如果便秘是由中氣下陷，陰陽失衡所導致的，還需要從對陰陽的調理上著手，可以服用補中益氣湯。

便秘是臨床常見病症，主要由燥熱內結、氣機鬱滯、津液不足和脾腎虛寒引起。除此之外，中氣下陷往往也是引發便秘的主要原因之一。那麼中氣下陷會導致什麼結果？我們知道氣有固攝作用，主要是對血液、津液等液態物質具有固護、統攝、控制作用，從而防止其無故流失。若是中氣下陷，會出現血液不能循脈而行，導致出血症狀，如口鼻總是無緣無故地出血；中氣下陷，患者還會出現疲倦乏力的症狀，有時甚至因為氣不足而懶言；氣不能固攝津液而出現頻尿、遺精等症狀。此外，胃下垂、乳房下垂、子宮脫垂實際上都與中氣下陷有一定的關係。

中氣下陷，起初會有腹瀉症狀，但是隨著時間的遷移，會由腹瀉轉為便秘，這是因為身體中的氣血津液都處於比較虧虛的狀態。津液缺失，大腸內水分不足，糞便乾燥。加上中氣不足，氣的推動力下降，於是就出現便秘症狀。如果便秘是由中氣下陷，陰陽失衡所導致的，還需要從對陰陽的調理上著手，可以服用補中益氣丸，以補身體中氣，提升氣的固攝作用。

補中益氣丸是由炙黃耆、黨參、炙甘草、炒白朮、當歸、升麻、柴胡、陳皮八味中藥加工而成的傳統中成藥，主治勞傷、飲食不節導致的脾肺氣虛、中氣下陷。

人參是一味大補元氣的中藥。黃耆能補一身之氣，兼有升陽、固表止汗、排膿生肌、利水消腫的作用。炙甘草可補脾胃之氣。白朮可燥濕，補脾經之氣。除此之外，還加入陳皮和當歸兩種中藥。中醫認為陳皮性溫，味辛、苦，入脾、肺經，有行氣健脾、降逆止嘔、調中開胃、燥濕化痰之功。陳皮一方面可以行氣，另一方面可以補氣。陳皮用作健脾我們都能理解，那麼為什麼還要用它行氣呢？這是因為其他中藥都是補氣，為防止藥物補氣功效過猛，於是加上陳皮進行調節，在中成藥補中益氣丸中，陳皮實際上是充當開胃與和事佬兩種角色。

在補氣的同時，還要照顧到血。中醫認為陰陽互生，氣血也是互生的，氣虛的同時，血也一定是虛的，而補氣太過，會影響身體中的氣血平衡，因此也要補血，於是就加入了當歸。

上面的藥材都是補氣血，除了補氣血外，我們還要將下陷的中氣提升，這樣才能真正解決中氣下陷導致的便秘，於是方中用了升麻和柴胡。升麻是升陽明之氣，柴胡是升少陽之氣，又補又升，自然中氣下陷導致的便秘能得到解決。在解決便秘的同時，因為此中成藥能通過健脾達到調和陰陽的目的，所以也會促進其他疾病的好轉。在服用此藥時應注意：忌不易消化的食物；高血壓病、心臟病、肝病、糖尿病、腎病等慢性病患者應在醫師指導下服用。感冒發熱病人不宜服用。兒童、孕婦、哺乳期婦女應在醫師指導下服用。

調養任衝二脈，滋好陰、養好血、調好月經病

衝脈和任脈相當於人體氣血的調動中心，若是這個調動中心出現了問題，一定會影響到氣血運行，破壞身體中的陰陽平衡。對於女性來說，氣血運行失常就會出現月經病。因此，女性一定要將這兩個人體氣血大脈養護好。

《臨證指南．調經》中說：「經帶之疾，全屬衝任。」對於女性來說，是否會罹患月經病實際上與衝任二脈息息相關。衝脈能調節十二經氣血，故稱為十二經脈之海。任脈的「任」字有擔任、任養之意，表示任脈總任一身陰經，與全身所有陰經相連，凡精血、津液均為任脈所司，故稱為陰脈之海。

衝脈和任脈相當於人體氣血的調動中心，若是這個調動中心出現問題，一定會影響到氣血運行，破壞身體中的陰陽平衡。對於女性來說，氣血運行失常的話就會出現月經病。因此，女性一定要將這兩個人體氣血大脈養護好。

衝脈和任脈失養，會導致疾病，這在古籍中早有記載，如《婦人良方．博濟方論第二》中

所說：「婦人病月三十六種，皆由衝任勞損而致。」《醫學源流論》中則更明確指出：「明於衝任之故，則本原洞悉，而後其所生之病，千條萬緒，可以知其所從起。」若是患上月經病，可以對關元穴（見圖3-6）進行按摩。

關元穴是人體足太陰脾經、足少陰腎經，足厥陰肝經在任脈的交會點，對此穴位進行按摩的話，不但有助於促進任脈暢通，還能對足太陰脾經、足少陰腎經、足厥陰肝經發揮調節作用。在對關元穴進行按摩的時候，首先要將雙手搓熱，讓雙手的熱氣能漸漸滲透到關元穴中，幫助梳理經絡，然後將拇指放在神闕穴上，將中指放在食指上，對關元穴進行按揉即可。每次按3～5分鐘就可以了。

李小姐說自己平時工作忙，根本就沒有時間將自己的身體照顧好，可是後來她發現月經的量越來越少，因為還沒有結婚生孩子，所以她立馬有了危機感。在母親的陪伴下去看了當地一個比較知名的老中醫，老中醫開了點調血的藥物，然後告訴她經常按關元穴，激發衝脈功能。她回去之後持續按摩了一段時間，精血不足的症狀得到了明顯改善。不但如此，其腸道消化功能明顯增強，以前偶爾出現的「積食」現象完全消失了。

除了對關元穴進行按摩，也可以對血海和三陰交穴（見圖1-1）進行按摩，以達到滋陰養血的功效。血海是脾經上的穴位，三陰交是肝經上的穴位，這兩個穴位既不屬於衝脈，也不屬於任脈，為什麼對這兩個穴位進行按摩有助於衝脈和任脈的暢通呢？

衝脈和任脈與肝、脾的關係都比較密切。衝脈為血海而主經水，經水來源於血，而血由脾胃所化生。脾胃虛弱，化源匱乏，則衝任失充，導致月經病。肝主藏血，而衝脈又為血海，血屬陰，任脈總司人身之陰。因此，肝的狀況對任衝二脈的影響是非常大的。因此，對血海和三陰交穴進行按摩，有助於改善任脈和衝脈功能，促進月經病好轉。下面就來瞭解一下血海和三陰交穴的按摩方法。

前面我們曾提到過氣海，氣海即氣的海洋，氣在氣海處形成一個強大的氣場。同樣，血海指血的海洋。氣海可調氣，血海可調血。如果陰虛，氣色不好，總是上火，容易失眠，那麼不妨抽時間按按血海穴。

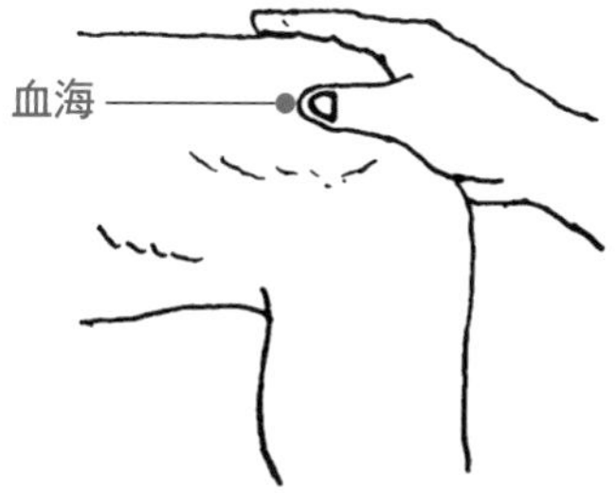

8-1　血海穴

血海穴在大腿內側，髕底內側端上2寸（見圖8-1）。可以將雙手掌心放在同側血海穴上，適當用力揉按1分鐘左右。最好在月經前後睡覺前和起床時各做1次，但月經期間應停止按摩。

對血海穴進行按摩，不僅有助於調理月經病，還有美容養顏的功效。中醫認為，血有滋潤皮膚的功能。氣血充盈的人面色紅潤，肌肉豐滿充實，肌膚和毛髮光滑。氣血不足的時候，皮膚就會暗淡無光。因為血海穴能調血，所以能改善皮膚狀況。

三陰交是脾經、肝經、腎經的交匯穴，故而命名。對三陰交穴進行按摩，能保養子宮和卵巢，促進任脈、督脈、衝脈暢通。每天睡覺前持續按揉三陰交穴5～10分鐘，以皮膚潮紅為度。

女性以血為本，而任衝二脈又關乎著女性氣血的虛實狀況，關乎女性月經是否正常，因此，在日常生活中要注意調理好任衝二脈，只有將任衝二脈調養好則可以遠離月經病，輕輕鬆鬆做女人。

第九章

滋陰補陽一家親

人人都要學會當家人的滋陰補陽保健師

陰陽之間是相互作用、相互影響的，陰虛匱乏到一定程度就會損陽，同理，陽虛也會耗陰，因此，滋陰補陽都不可小覷。若想達到滋陰補陽的目的，就應掌握一些家庭實用法，才能做家人的保健醫師，為家人健康獻上一己之力。

「桃紅四物湯」——自古女性養血滋陰第一方

桃紅四物湯有滋陰養血之功，因為其中四物的主要功效就是滋陰養血、活血化瘀，進而調整身體中的陰陽。古代醫家已經用其治療由陰虛所導致的婦科疾病，所以桃紅四物湯也可以作為現今女性養生補益的保健藥。

女人以血為本，不管是生育還是月經，都離不開血。因此，女性一定要將滋陰養血排入行程。若是血虛，不僅氣色不好，還會導致多種生殖疾病，嚴重者危及身體健康。

女性滋陰補血不妨試試桃紅四物湯，但在說桃紅四物湯之前，我們先認識一下「四物湯」。「四物湯」被中醫界稱為「婦科養血第一方」，由當歸、川芎、熟地黃、白芍四味藥組成。四物湯有補血養血之功，可用於治療血虛導致的頭暈目眩、月經不調、量少或閉經等症。四方湯經朱丹溪改進之後，便變成了現在的「桃紅四物湯」。關於桃紅四物湯，還有一個這樣的故事：

西元一三二一年，元代名醫朱丹溪出遊路過桃花塢。到了桃花塢之後，朱丹溪發現一個有趣的現象，那就是當地女子個個面若桃花、白裡透紅。朱丹溪經過一番調查之後，發現了其中的奧秘。原來當地的女子都愛喝一種湯，即自製的桃紅湯。他研究桃紅湯的成分，發明了桃紅四物湯。

桃紅四物湯有滋陰養血之功，古代醫家已經用其治療陰虛導致的婦科疾病。桃紅四物湯的主要功效就是滋陰養血、活血化瘀，進而調整身體中的陰陽。經絡通，氣血足，疾病就會相應好轉，身體的抵抗功能就會增強。上面我們在談及桃紅四物湯的功效時，說到了活血化瘀，下面就來瞭解一下有關瘀血的知識。

瘀，也就是瘀滯。對於人體來講，因環境污染、情緒不暢、飲食不節等多種原因都會導致瘀血。原本血在氣的推動下應該是愉悅的流動，可是一旦發生堵塞，流動的血就會堵在某個部位，使新鮮的血液無法供給營養，在這種情況下瘀血部位便會出現疼痛感，當我們用手揉按，疼痛感就會有所減輕。瘀血患者還會出現失眠、唇色發黑發暗、黑眼圈、身上經常莫名其妙地青一塊紫一塊……。

身體內有瘀血，需要儘快活血化瘀，恢復氣血的正常運行。否則瘀血會導致月經不調、偏頭痛、子宮肌瘤、子宮內膜異位症、貧血、便秘、上火等症。古詩曰：「問渠那得清如許，為有源頭活水來」，水若是想清淨，則需要流動，同樣的道理，若是想血中不摻雜有毒物質，也需要動起來。女性朋友若是月經來的時候，經血內有血塊，那就表明身體內有瘀血，因此可以用桃紅四物湯進行調理。

瞭解了桃紅四物湯的組方後，下面我們再來介紹一下組方中各藥物的功效。

熟地黃為參科植物地黃的乾燥根，味甘，性微溫，歸肝、腎經，既能補血滋陰，又能補精益髓。桃仁性甘平、味苦，入肺、肝、大腸經，可去燥潤腸，此外，還有助於活血化瘀。紅花味辛、性溫，歸心、肝經，也有活血化瘀之功，臨床使用的跌打損傷藥物中均有紅花這味藥。白芍又名白芍藥、金芍藥，味苦、酸，性涼，可柔肝養血、平肝斂陰，可改善陰虛症狀。

川芎：中醫認為川芎「辛香走竄而行氣，活血祛瘀以止血，上行頭目而祛風，下入血海以調經。並外徹皮毛，旁通四肢，為血中之氣藥」。從這句話中我們不難看出，川穹不但可以活血，還可以行氣，因此能達到活血化瘀的功效。

當歸味甘，可通過補養脾胃達到補血的目的，此外，還有行血之功，因此古代醫家將其看做血中之要藥。

上面幾種藥材並用，在活血滋陰的同時，還能暢通一身之氣，幫助大腸排除毒素，不但有助於調整陰陽平衡，保持身體健康，還能達到養顏美容的目的。

桃紅四物湯

熟地黃、當歸各15克，白芍10克，川芎8克，桃仁9克，紅花6克。將上述藥物洗淨，放到清水中浸泡約20分鐘，放到砂鍋裡，加水，以水超過藥物2～3橫指為準，中火煎藥，水開以後，再煎15～20分鐘，倒出煎好的藥汁。藥渣再加水，水量約為一橫指即可。加完水後，繼續用中火煎藥，煎10分鐘將藥汁倒出，兩次所煎的藥汁混合，每次喝一半即可。

從女孩來月經那天起，就該把滋陰補血排進保健行程

一般情況下當女孩二七十四歲的時候，腎中精氣會轉變為陰血，使女孩產生月經。月經是女性生理變化的一個標誌，但是月經耗費陰血，因此，女孩子在這個年齡階段應將滋陰補血排進保健行程裡。

女子以血為養，不管是月經還是生育都離不開血，因此，對於女人來講，血一定要充足。只有這樣，身體才能康安，氣色才能好。若是血不足，身體得不到有效滋養，就會出現血虛證，如月經不調、乳房脹痛、不孕等，嚴重危及女性身體健康。因此，女性要將補血養血排進保健行程裡。那麼什麼時候應重視補血養血呢？就是從來月經那天起，一般來說是二七十四歲的時候。

對此，《黃帝內經・素問・上古天真論》中說：「二七而天癸至，任脈通，太衝脈盛，月事以時下，故有子。」若想弄清楚這句話的意思，首先應弄清楚天癸為何物。所謂天癸，實際上就是腎中精氣充盈到一定程度時，產生具有促進人體生殖器官成熟、並維持生殖功能的物質。

說完了天癸再來瞭解一下任脈的作用。中醫有任脈為「陰脈之海」的說法，這是因為任脈與全身所有陰經相連，凡精血、津液均為任脈所司。正是因為任脈主管全身陰經，因此女性的月經狀況也受其制約。

瞭解了天癸及其任脈的重要作用後，我們再來看一下「二七而天癸至，任脈通，太衝脈盛，月事以時下，故有子」這句話。這句話的意思是說，當女子到了二七十四歲的時候，腎中精氣充盈，任脈暢通，太衝脈盛，腎中精氣會轉變為陰血，使女孩產生月經，並且還具備了生殖功能。

月經是女性生理變化的一個標誌，但是月經耗費陰血，因此，女孩子在這個年齡段應將滋陰補血排進保健行程裡。補足精血，不但有助於女孩健康成長，同時也可以預防多種女性疾病的發生，對於女性身體健康大有裨益。滋陰補血可以試試下面的食療方。

女孩來月經後，陰血相對虧虛，因此從這個時候起就應重視滋陰補血。若是不加以重視，會導致陰虛加重，進而患上多種疾病。因此，當女孩來月經之後就一定要重視滋陰補血。

當歸淮山燉牛肉

牛肉 250 克，當歸 20 克，淮山藥 30 克，紅棗、生薑各 10 克，蔥 5 克，精鹽、五香粉各 10 克。牛肉洗淨切塊；紅棗、當歸、淮山藥洗淨，用清水浸透；生薑切片，蔥切段。鍋燒熱，放入適量清水，將牛肉放到清水中煮一下撈出放到砂鍋中，再放入當歸、淮山藥、紅棗、薑片，加入適量清水，然後將五香粉放入，大火燒開後轉中火燉 3 小時，調入精鹽、撒入蔥段即成。

首烏燉鱉

鱉（甲魚）500 克，何首烏 24 克，乾紅棗 20 克，生薑 5 克，鹽 2 克。將鱉殺死，去內臟，剁掉頭爪，過一下開水以除掉血水；將何首烏、生薑、紅棗洗淨；把全部用料一起放入燉盅內，加開水適量，燉盅加蓋，文火隔開水燉 3 小時，調味即可。

玄參燉豬肝

豬肝 200 克，玄參 15 克，香油適量，食鹽少許。玄參洗淨放入砂鍋中煎熬，取汁待用。將豬肝放入盛有藥液的砂鍋中，文火燉爛，加入食鹽少許，燉好後，加少許香油即可食用。

花生紅棗燉雞

光雞半隻，冬菇 5 克，花生 150 克，紅棗 8 顆，薑 1 片，蔥適量，油 3 湯匙，老抽（加入焦糖色的醬油，一般用於料理調色）3 湯匙，鹽 1 湯匙，太白粉 1 湯匙。冬菇用清水泡發，然後用清水洗乾淨，擠掉水分；紅棗洗淨，去核；花生放入清水中浸泡 1 小時；雞按照常法處理乾淨，放到開水裡煮一下撈出晾涼，加入 2 湯匙老抽、1/2 湯匙鹽抹勻，醃製 15 分鐘。燒熱鍋，內放 3 湯匙油，放入光雞煎至雙面呈金黃色，盛起待用，爆香薑片和蔥段，放入花生、冬菇、紅棗、光雞翻炒 1 分鐘，注入 2 碗清水大火燒開，改小火慢燉 30 分鐘。將 1 湯匙太白粉和 3 湯匙清水調勻倒入鍋內勾芡，加入老抽和鹽調味即可。

當男孩「二八」十六時，要滋陰補陽幫男孩發育得更好

當男孩二八十六歲的時候，腎中精氣充足，腎中陰陽比較旺盛，在這段時間內注意滋陰補陽，保證男孩體內的陰陽平衡，有助於維持身體健康，促進身體發育，為日後的強健體魄打下堅實的基礎。

男孩到二八十六歲的時候，腎氣開始旺盛。對此，《黃帝內經．素問．上古天真論》中說：「二八，腎氣盛，天癸至。」天癸就是使人體生殖機能成熟的一種物質，不僅關乎人的生殖機能，同時也關乎著人體健康。有了天癸之後，男孩出現遺精，因此，在這個年齡時，父母要對其進行生理教育，以防孩子為此而擔憂。

男孩十六歲的時候，腎中精氣旺盛，也就是說他身體中的腎陰和腎陽都處於蓬勃狀態。但是隨著腎氣的旺盛，產生天癸，心神易動。心神動，傷腎精，腎精損耗，必然會累及腎中陰陽，導致腎中陰陽失衡。另外，隨著年齡增長，腎氣也會逐漸呈現衰減的勢態。隨著腎氣越來越虛衰，天癸將絕，男性各方面的能力也隨之下降。我們可以將腎氣的變化圖像看做一

條拋物線，剛開始的時候腎氣虛，但是隨著年齡的增長腎氣逐漸旺盛，之後又逐漸遞減，直至消亡。因此，要將滋陰補陽排進保健行程裡。

作為孩子的家長，我們不能只關心孩子的學習成績，也應關心他們的身體。失去了健康，一切都沒有意義。因此，家長應認識到這個問題的重要性。

那麼，男孩十六歲時，家長該如何幫助他們滋陰補陽以獲得更好的發展呢？建議家長一定要注重孩子的飲食，多給他們熬點粥食用，如山藥栗子粥。

山藥栗子粥

粳米 100 克，山藥 15 克，栗子 50 克，紅棗 4 顆。栗子去殼後，與山藥、紅棗、粳米同煮成粥。

此粥不但能補腎，還能補脾胃，因此能充實腎氣。食用時應注意，一次不宜多食，否則容易食滯，造成消化不良。除注重飲食外，還應給孩子營造良好的環境。這個年齡的孩子，除了在學校，就是在家裡，家中的環境氛圍會直接影響孩子的身心健康。夫妻之間感情和睦，孩子情緒平和，這有利於孩子收斂心神。孩子平時已經在學業上耗費了很多心力，若再因為家庭鬱鬱寡歡，那麼孩子的身心健康幾乎就沒什麼保障了。除了讓孩子感覺到家庭生活和諧外，還應注意不要在家裡張貼或擺放讓孩子心神遊動的物品。心神一動精自傷，精傷，則腎中陰陽平衡就會被破壞，健康也會出現問題。

當然，如果作為家長，你心中還是有些擔憂的話，也可以讓孩子按摩中極穴（見圖 9-1）。中，中間；極，正是。此穴位正在人體上下左右之中間，由此得名。

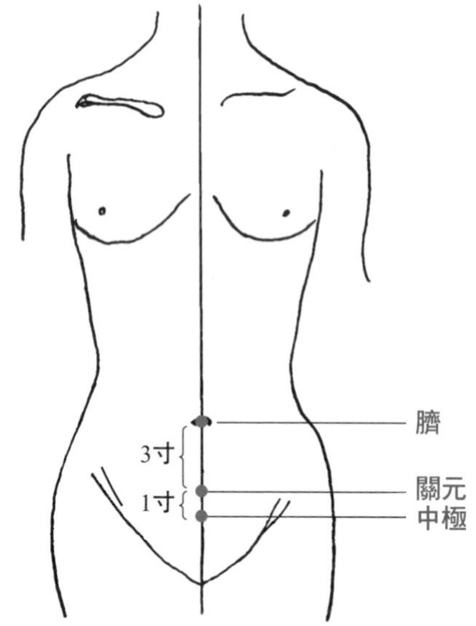

9-1 中極穴

腎氣重在一個「保」字，要精心保護腎氣才能使其保持充盛。怎樣保護腎氣呢？最重要的就是「勿過勞」。「勿過勞」是指不要過度勞作、勞累，因為過度的勞作、勞累，長期超負荷運轉，會大量損傷腎氣，使腎中精氣虧損，必然導致提前衰老，嚴重的還會影響其他臟腑的功能，出現器質性病變。勞動對人體是有好處的，但是長期超出負荷勞動對人體絕對是一種傷害。

在正常的勞動和過度勞損之間，還在於一個度的把握。總的來說，在工作中，無論腦力勞動或是體力勞動，不要勉為其難。《黃帝內經》說：「久立傷骨」，站立太久或者經常長時間站立，就會造成骨骼損傷。

紅豆黑米粥——一家男女老少皆可食用的通補陰陽好粥

紅豆和黑米兩者合用可養心益腎，使心腎中的水火能夠相交，平衡身體中的陰陽。心腎相交，心火得到腎水滋養，腎水得到心火溫煦，兩者勢均力敵，則有助於身體中的陰陽平衡。

人體以臟腑經絡為本，以氣血為用。氣血是構成人體生命活動的基本物質，是身體各種機能的表現和動力。女子以血為本，經、帶、孕、產、乳均離不開血。氣血依賴臟腑經絡而化生、循行，而臟腑經絡則必須得到氣血滋養、推動才能產生功能。寇宗奭曰：「夫人之生，以氣血為本，人之病，未有不先傷其氣血者。」氣血相配，缺一不可。《丹溪心法》曰：「氣血衝和，萬病不生。」婦科疾病總以氣血為縱軸，貫以陰陽五行、臟腑經絡。

氣血不足則陰陽失調，對於這種狀況要重視，但也要輕視。我們要堅信，只要注重飲食，將脾胃調理好，身體完全有可能恢復到健康狀態，關鍵就在於你重視的是方法，還是問題。

有的朋友一旦陰陽失調，身體出現不適感，傷心抱怨，結果虛者更虛。這是何故？這是因為身心是相通的，彼此之間是可以交感的，當你的心負擔太重時，身體也會感同身受，出現很多狀況。心病不除，則百病難祛，其實也是這個道理。

有一次去鄰居家，進門時就聞見了粥的香味。筆者和這個鄰居已經是老朋友了，為此，也沒有什麼好客氣的。進屋頓時來了食欲，於是就讓女主人也給筆者盛了一碗。我們都沒有怎麼說話，只是慢慢吃著，慢慢品著，食用後感覺回味無窮。吃完後鄰居告訴我，最近她一直熬這個粥喝，臉色紅潤了不少，好像也胖了。

陰陽失調時，在安撫情緒的同時不妨為自己煮點暖暖的紅豆黑米粥。不要讓別人煮，要自己動手，首先要去享受這個過程，也就是收斂心神的過程。心安靜下來，品味著自製的紅豆黑米粥，相信一定會別有一番風味在心頭。

紅豆黑米粥有補氣補血之功，下面我們就來瞭解一下各食材的功效。

紅豆，李時珍稱之為「心之穀」，可健脾益胃、通氣除煩、益氣補血，還有很好的利尿作用。

黑米有滋陰補腎、健脾開胃、補中益氣、

紅豆黑米粥

紅豆黑米粥的做法比較簡單，在煮粥之前，先將紅豆、黑米分別浸泡一夜。煮粥時，先把水（水最好用泡米水，以免營養流失）燒開，再放入黑米、紅豆，水沸騰後轉小火，熬製的時間要長一點，至粥熟爛黏稠即可。熬製 30 ～ 40 分鐘，打開鍋蓋，改中火，用勺子不停地攪拌。食用的時候可以適當加些紅糖調味。

活血化瘀等功效，長期食用可延年益壽。因此，人們俗稱「藥米」、「長壽米」。因為黑米既可以補氣，又可以活血，有氣血兼補之功，男女老少皆可食用。

紅豆和黑米兩者合用可養心益腎，使心腎中的水火能夠相交，平衡身體中的陰陽。心腎神相交，心火得到腎水滋養，腎水得到心火溫煦，兩者勢均力敵，則有助於身體中的陰陽平衡。陰平陽秘，則健康無憂，一道看似不起眼的粥，其滋補之功是不能小覷的。

羊肉——獻給父母和夫妻最好的補陽食物

羊肉能助元陽、補精血、益勞損，是一種優良的溫補強壯劑。適當食用羊肉不但能補陽氣，溫暖身體，還能增強身體的抗病能力。冬天的時候不妨下廚為父母、伴侶、朋友、自己用羊肉做一道深情款款的菜肴，來溫暖他們的身心。

中醫認為人與天地相參，氣候變化影響人的生理活動。春夏為陽，秋冬為陰。到了冬天的時候，自然界中的陽氣就會封藏起來。人體中的陰陽變化，也要與自然界的陰陽變化相一致，只有這樣到了第二年春天陽氣生發之時，才不會因為陽氣虛衰而患病。

冬天的時候陰盛陽衰，按理來說，重點應該是滋陰，為何又要養陽呢？這是因為冬天陰盛陽衰，易耗損人體的陽氣，所以冬天也必須重視養陽，這樣才能更好地維持人體的陰陽平衡，尤其是女性和老年人更應重視陽氣的養護。

冬天的時候，天氣寒冷，因此也到了陽虛患者最難熬的日子。即使穿得再厚，手腳還是冰涼，身體還是不停地打寒顫，尤其女性和老年人更不耐嚴寒。這是因為從陰陽的角度來看，女性為陰，若是自身陽氣不足的話，則是陰上加陰，更難抵禦嚴寒的侵襲。老年人同樣也容易為寒邪所害，這是因為人老之後，身體中的陽氣已經處於一種比較虛衰的狀態，陽氣不足，身體的抵抗力下降，因此到了冬天他們也容易感覺到渾身發冷。

相對於女性來說，男性雖然為陽，但是因為壓力、環境等因素，也會導致一些人身體中的陽氣相對處於一種比較虛衰的狀態，因此也需要給自己補一補。

夫妻之間也應重視陽氣的養護。《黃帝內經．素問．靈蘭秘典論》中說腎為「作強之官，伎巧出焉」，所謂「作強」，是指腎所主管的陰陽相對平衡。性功能正常與否，取決於腎中的陰陽平衡。若是腎中陽氣不足，男性會出現陽痿、早洩等症，女性也會出現性冷感等性功能障礙，會嚴重影響夫妻之間的性生活。因此，夫妻之間也應重視陽氣的養護。

養護陽氣的辦法很多，比如按摩法、運動法等，這裡教大家一個非常簡單的方法，即羊肉食療法。羊肉能助元陽、補精血、益勞損，是一種優良的溫補強壯劑。適當食用羊肉不但能補陽氣，溫暖身體，還能增強身體的抗病能力。冬天的時候不妨下廚為父母、伴侶、朋友、自己用羊肉做一道深情款款的菜肴，來溫暖他們的身心。

下頁介紹幾種羊肉食療方。

羊肉雖然有較好的補陽功效，但是食用羊肉也要注意一些事項。春天自然界中的陽氣開始回升，人身體中的陽氣受到自然界陽氣的感召也會呈現一種宣達之勢。到了夏天，不管是自然界中的陽氣還是人自身的陽氣都是比較足的，因此，春夏兩個季節最好不要食用羊肉，以防引發上火症狀。對此，宋代張君房《雲笈七籤》中說：「春氣溫，宜食麥以涼之，禁吃熱物。」

羊肉補陽湯

羊肉、羊骨各500克，粳米100克，菟絲子10克，乾山藥50克，肉蓯蓉20克，核桃肉15克，花椒、八角、鹽各2克，蔥白、黃酒各8克，生薑5克，胡椒粉1克。先準備一個紗布袋，洗淨，將肉蓯蓉、核桃肉、山藥、菟絲子洗淨放入紗布袋中紮緊。羊骨剁成數節，洗淨。羊肉洗淨，投入沸水鍋內汆去血水，再洗淨，切成條狀。生薑切片，蔥白拍破，粳米淘洗乾淨。將上述準備好的原料一併放到砂鍋中，加適量清水，武火燒沸，然後文火燉煮。在燉煮過程中要注意將上面的浮沫撇去，食用時可適當加入胡椒粉和精鹽調味。

淮山羊肉湯

羊肉、淮山藥各50克，黃酒20克，蔥白30克，薑15克，胡椒粉6克，精鹽10克。將羊肉剔去筋膜，洗淨，略劃幾刀，再入沸水焯去血水。蔥白切成段，薑拍破，淮山藥切片。把羊肉、淮山藥放入砂鍋內，加適量清水，先用大火燒沸後，撇去浮沫，放入準備好的調味料，轉用小火燉至羊肉酥爛，撈出羊肉。羊肉切片，原湯除去蔥、薑，將其倒入裝羊肉的碗中即可食用。

當歸生薑羊肉湯

當歸20克，生薑12克，羊肉300克。羊肉洗淨、切塊，過一下開水。當歸、生薑分別用清水洗淨。將上述準備好的食材同時放入到砂鍋內，加開水適量，武火煮沸後，改用文火煲2小時左右即可。食用的時候可以加入適量調味料調味。

食用羊肉還應注意，不宜與醋同食。《本草綱目》在提到羊肉時稱：「羊肉同醋食傷人心。」這是因為羊肉是大熱之物，而醋性甘溫，兩物同煮，易生火動血。因此羊肉湯中不宜加醋，平素心臟功能不良及血液病患者應特別注意。肝病患者最好不要食用羊肉以防加重肝臟負擔。吃羊肉之後也不宜馬上喝茶，以防導致便秘的發生。

幫老公推拿肝腎兩經，為夫妻增添「性」福指數

夫妻之間在行房的過程中，出現了不和諧因素，會影響到男女雙方和陰陽。因此，當男性出現陽痿、早洩等症時，妻子應想辦法予以改善，以保證陰陽能順利相合，為夫妻增添幸福指數。從中醫角度來說，按摩肝經和腎經可以發揮助性的作用。

世間任何事物都可以用陰陽來劃分，有陰必有陽，有陽必有陰。陰陽之間缺一不可，兩者相對相合而存。人也一樣，男為陽，女為陰，男女行房的過程就是陰陽交合的過程，古人將其稱之為「和陰陽」。和陰陽有助於陰陽平衡，維持人體健康。

一陰一陽謂之道，偏陰偏陽謂之疾。若是自然界中陰陽偏離，萬物就不能正常生長封藏；若是人體這個小宇宙中陰陽偏離，人就會患病甚至死亡；男女之間陰陽偏離，自然也會影響到夫妻之間的身心健康。因此，夫妻之間保持合理的性生活是很有必要的。但是在日常生活中，有的男性在房事中往往會出現陽痿、早洩等症，嚴重影響了性生活品質。

張先生新婚燕爾婚姻就亮起了紅燈，原來是新婚之夜行房時，出現了陽痿症狀。從此以後，張先生心裡就有了陰影，總是覺得自己有問題，無法過正常的夫妻生活，於是就萌生了和妻子離婚的想法。

張先生和妻子是自由戀愛，兩人交往了將近四年才走進婚姻的殿堂，因此張先生的妻子很珍惜他們之間這份來之不易的感情，儘管丈夫萌生了離婚的想法，可她就是不同意。後來，她聽自己的一個朋友說，推拿肝經和腎經有助於增強男性性功能，幫助男性消除陽痿、早洩等症，於是便去中醫院專門學習推拿法，準備學成後為老公進行推拿治療。

妻子的執著和深情厚誼打動了張先生，於是他也開始配合妻子進行治療。妻子學有所成後每天持續為老公推拿肝腎兩經。隨著推拿時間的增長，老公的症狀得到明顯改善，夫妻之間已經可以正常過性生活了。

夫妻之間在行房過程中，出現了不和諧因素，會影響到男女雙方和陰陽。因此，當男性出現陽痿、早洩等症時，妻子應想辦法予以改善，以保證陰陽能順利相合，為夫妻增添幸福指數。從中醫角度來說，按摩肝經和腎經可以發揮助性作用，同時對於男性陽痿、遺精等生殖疾病也有較好的輔助治療作用。因此，妻子不妨幫丈夫按摩一下肝腎二經。這不僅可以改善夫妻生活，治療生殖疾病，還有助於增進夫妻感情，是一舉多得的好辦法。

首先瞭解一下推肝經為何能改善男性性功能。中醫認為肝主疏泄，人一身氣機的暢通都和肝息息相關。若是肝主疏泄的功能失常，氣行不暢，導致血運障礙，血不能順利循行到宗筋，則宗筋失於滋養，進而可能導致陽痿、早洩等症。因此，男性若是想為自己增添幸福，養肝是必做的工作。養肝時妻子可以幫老公推拿肝經。

推拿肝經（見圖9-2）可於每晚臨睡前進行，每次推拿十幾次即可，宜長期持續。肝經的具體推法為：平躺在床上，全身放鬆。然後用右腳腳掌底貼住左大腿根部，從大腿根部內側慢慢往下推至腳內踝處，力道以自己感覺舒服為宜，推到有熱感之後就可以換腿。持續推肝經，不但有助於幫助男性增添幸福，還有助於舒緩壓力，使男性性格變得樂觀開朗。

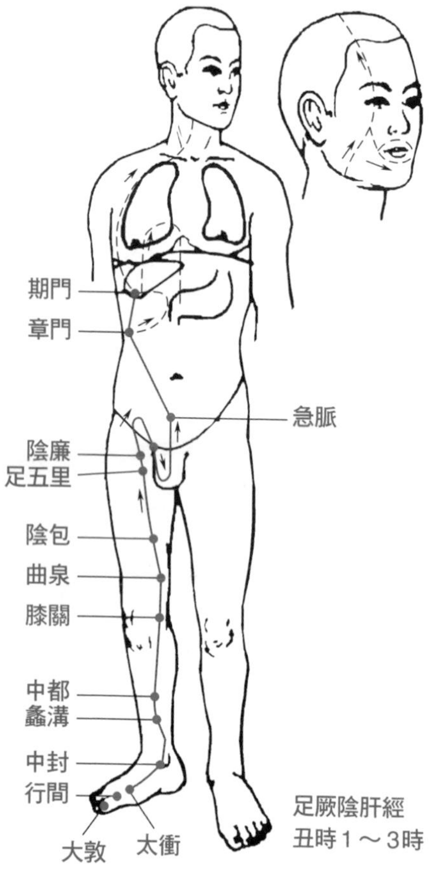

9-2 足厥陰肝經

肝經除了推法，也可以用敲打的方法：平坐，一條腿平放在另一條腿上，從大腿根部一直敲打到腳部，敲打3～5分鐘即可。

不管是推還是敲打肝經，我們都要注意一點，那就是在對肝經進行刺激的時候，要保持全身放鬆，並且最好將你的意識集中在肝經上，要通過潛意識的作用激發肝經潛能。要想像肝經經過一番刺激，已經在身體中蠢蠢欲動，它的經絡已經暢通，各項功能已經增強。肝經通暢，肝的功能正常，筋脈有支撐的力量，就可以增加「性」福的指數。

除了推肝經，千萬別忘記關照腎經。腎經是一條關乎一個人一生幸福的經絡，若想提高生活品質，在身體上從溫飽進入小康，那就必須把腎經鍛煉強壯。腎經在何處呢？教給大家一個比較簡單的找到腎經和肝經的方法。一般情況下褲縫對著的經絡是肝經，從肝經往後3指處便是腎經。

對腎經進行推拿，力道不要太重，這是因為輕度推拿可以補，力道過重就成了瀉。推拿腎經的時候，要對上面的湧泉穴進行重點推拿，以增強療效。推拿腎經可於每天下午5～7點進行，每次推拿10～20次即可。

推拿腎經的最佳季節是冬天。中醫講究「春發、夏放、秋收、冬藏」，也就是說冬季是適合元氣儲蓄的季節，適合進補。因此冬天應重點推拿腎經，可幫助腎貯藏精氣，進而養好腎。

和諧的性生活不但有助平衡夫妻之間的陰陽，保持夫妻雙方的身體健康，還有助於增進夫妻之間的情感，使夫妻之間變得更恩愛。當夫妻之間在行房時，老公不能正常過性生活時，妻子不要猶豫，立馬推拿肝腎二經，相信經過妻子的精心調理，夫妻之間的性生活會越來越和諧。

老人經常艾灸命門穴和氣海穴，每天都有神醫護佑

人隨著年齡增長，身體內的陽被消耗得越來越多，到了老年時，身體中的陽氣已經明顯不足，因此，對老年人而言，應養護好一身陽氣，藉此放緩陽氣虛衰的腳步，讓自己每天都有神醫庇護。

人老之後，身體容易出現手足冰冷、渾身乏力、倦怠、抵抗力弱等症狀，生命品質隨著年齡的增長不斷下降。老人之所以會出現上面所說的諸多症狀，是因為身體中陽氣虛衰的緣故。

古語說「陽強則壽，陽衰則夭」，只有陽氣充足，才有助於益壽延年，否則就會患病甚至死亡。人隨著年齡的增長，身體內的陽被消耗得越來越多，到了老年時，身體中的陽氣已經明顯不足，因此，對老年人而言，應養護好一身陽氣，藉此放緩陽氣虛衰的腳步，讓自己每天都有神醫庇護。養護好一身陽氣，可以經常艾灸命門穴和氣海穴。

先來看一下艾灸命門穴的方法。命，也就是生命；門，也就是門戶。門是做什麼用的，是我們出入的地方，所以命門就是生命出入的門戶。命門之所以有如此重要的作用，是因為此穴

位於腰部的兩腎之間，內藏元陰和元陽，關乎著人的健康與生死。對此，張仲景在《類經附翼．求正錄．三焦包絡命門辨》中說：「故命門者，為水火之府，為陰陽之宅，為精氣之海，為死生之竇。」

正因為命門為陰陽之宅，因此，艾灸命門有助於通補陰陽，虛則補之，實者抑之，以達到陰平陽秘的境地。老年人持續艾灸命門，身體就會呈現一片祥和暢達的狀態。陰陽調，氣血順，這時候老年人也會精氣神十足。陰陽平衡，不但不易生病，還有助於延年益壽，提高老年人的生命品質。

筆者前年曾診治過一位將近70歲的老人。老人手腳冰涼，左側身體經常麻木，手腳不能正常伸展。此外，還有精神不振、飲食狀況不佳。子女將其送來的時候，心急如焚。

筆者抓緊時間為老人進行診治。仔細詢問老人的症狀，最後確定老人身體之所以出現諸多不適是陽氣虛虧所導致。

身體中的陽氣有兩個非常重要的功能，一個是溫煦作用，一個是推動作用。臟腑器官有了陽氣的溫煦，功能才能正常；陰液物質有了陽氣的溫煦，才能在身體中正常循行。當然，血液、津液等物質的循行除了與陽氣的溫煦作用有關外，也離不開陽氣的推動作用。若是陽氣虧虛，瘀血阻塞經絡，就會出現肢麻、半身不遂等症。筆者立刻為老人艾灸命門穴。艾灸完後，老人的額頭上滲出了汗珠，臉上也有了淡淡的笑容。筆者囑咐老人的兒女，回去之後持續艾灸命門穴。

三個月之後，其精神狀況良好，除了血壓稍高、小便次數稍多外無其他不適症狀。家人護理得好，老人心情舒暢，生命品質得到明顯提高。一年後，病情大致好轉，家人心中的大石頭終於落地。

有的患者問，為什麼用艾灸而不用按摩方法呢？這就說到了火力的滲透性。我們若是採用按摩方法，命門中的火力也會一點點旺盛起來，但是和艾灸相比，療效緩慢而且力道不強。因此，老年人用此穴治病或者保健，最好用艾灸的方法。

命門穴可以用直接艾灸的方法，也就是將艾炷點燃，對準穴位即可。也可用間接艾灸法，即取一定量的附子，切成細末，用黃酒調成餅，中間用針刺出一些小孔，然後放在穴位上進行艾灸。每次灸3～5分鐘，每個月灸一次就可以了。

老年人持續對命門穴進行艾灸，必定能從中受益。尤其是當老年人出現命門火衰的症候時，更應持續艾灸此穴。命門火衰的具體症狀為：怕冷、便溏、小便清長、腰酸腿軟、神疲乏力等。

艾灸命門穴可以調動命門火力，那麼艾灸氣海又有何功效呢？從氣海穴位的名字我們不難看出，在此穴位處，氣已經聚集，形成了一股龐大的態勢。氣海中的氣雖然較多，但是聚集之後通過升降作用又會分散到身體各處，循環相應，周流不息。水、津液、血為陰，氣為陽，氣海中的氣可以溫煦水、津液、血，使這些陰液物質不寒。水火勢均力敵，身體康泰。若是氣海中的氣不足，沒有足夠的氣可以上下通調，溫煦水、津液、血，內寒擾亂臟腑，身體抵抗力下降，外寒乘虛而入，原本固若金湯的身體就會轟然倒塌。正因為氣海穴有如此重要的作用，所以古人才提出了「氣海一穴暖全身」的說法。

氣海穴有溫養、強壯全身的作用，因此，老年人持續艾灸氣海也有助於增強身體抵抗力，進而達到祛病、益壽延年的目的。艾灸氣海的方法如下：被灸者平臥床上，蓋好衣被，暴露應灸部位。找到氣海穴，將穴位常規消毒後，將生薑片置於被灸穴位上，艾炷放於薑片上。點燃艾炷，待其燃盡時，將艾灰取掉，另換一炷。每次艾灸3～5炷即可。艾灸完後，去薑片，穴位用酒精棉球擦去灰屑。如有灸傷，塗以凡士林或油膏，再用消毒紗布覆蓋，膠帶固定即可。

命門和氣海都是陽氣十足的穴位，老年人持續對這兩個穴位進行艾灸，可以減緩陽氣虛衰的步伐，預防疾病的發生，提高生命品質，延長壽命。

第十章

滋陰補陽，「藥」不能少

在家常備些滋陰補陽的「仙藥」

陰陽虛衰若是比較嚴重的話，借助食療、按摩等方法進行調理療效緩慢，對於陰陽失衡導致的一些疾病康復不利，在這種情況下就需要用滋補藥來調整陰陽偏頗，促進疾病好轉。可見，家裡備一些滋陰補陽的藥物是很有必要的。

熟知藥性，你也可以成為滋陰補陽的藥師佛

藥物通過藥性的作用，可以調節人體陰陽偏頗，若是身體被熱毒侵擾，就用寒涼的藥物，以去熱毒；若是身體中的陽氣不足，就用溫熱的藥物，給身體補陽氣。陰陽調節平衡，身體也就康復了。

人患病了，而且病症長時間不能自癒，這種情況下我們往往就會考慮到用藥。用藥的目的無非就是除病邪，恢復臟腑功能的協調，糾正陰陽偏勝偏衰的病理現象，使其在最大限度上恢復到正常狀態。

那麼，藥物為什麼能除病祛邪呢？這需要從藥物的藥性說起。正如人都有各自的性格特點一樣，藥物也都有自己的特徵，主要有性（寒熱溫良）、味、歸經、升降沉浮及有毒、無毒等方面，統稱為藥物的性能，也就是中醫裡面經常談及的藥性。

人生病與陰陽失衡有很大的關係，若不是身體中的熱毒長久不散，在身體中四處亂竄，烘烤著臟腑和身體中的血液、津液等陰液物質；便是具有溫熱功效的陽氣不足，導致血、津液不

能得到有效溫煦，而變得寒涼，人體呈現一派寒象特徵。這種陰陽失調可能是因為先天不足、環境或者不良的生活條件導致某臟腑虛衰，進而導致陰陽失調。

藥物通過藥性的作用，可以調節人體中的陰陽偏頗，若是身體被熱毒侵擾，就用寒涼的藥物，以去熱毒；若是身體中的陽氣不足，就用溫熱的藥物，給身體補陽氣，調節陰陽平衡，促進身體健康。

對此，明代李時珍曾說過：「人之為病，病在陰陽偏盛耳，欲救其偏，則惟氣味之偏者能之。」清代徐大椿總結說：「凡藥之用，或取其氣，或取其味……或取其所生之時，或取其所生之地，各以其所偏勝，而即資之療疾，故能補偏救弊，調和臟腑，深求其理，可自得之。」

李時珍和徐大椿這兩句話所表達的意思無非就是人患病和臟腑功能虛衰、身體中的陰陽失調有一定關係。若是想調整這種狀態、扭轉乾坤，則需要用藥，通過藥物性味和歸經屬性發揮作用，以促進身體康復。掌握一些藥物的屬性，有助於選對藥物，恢復身體健康。下面我們就來說說藥物的藥性。

四氣。這裡的氣並非藥物的氣味，而是藥物的「寒熱溫涼」四個特徵。寒熱溫涼有一個層級遞減的關係，即熱大於溫，寒大於涼。能夠減輕或消除熱證的藥物，一般屬於寒性或涼性，如板藍根等；能夠減輕或消除寒證的藥物為溫性或熱性，如乾薑等。《神農本草經》中說：「療寒以熱藥，療熱以寒藥。」《黃帝內經．素問．至真要大論》中說：「寒者熱之，熱者寒之。」有的藥物寒熱之性比較重，因此會在前面以「大」字冠名，這就是中醫所說的大熱大寒之藥。

藥物除了以上四性外，古人又提出了一種藥物的屬性，即「平」。所謂「平」，是指寒、熱之性不甚顯著、作用比較和緩的藥物。當然，這只是相對的，絕對平和之藥是不存在的。掌握了藥物的四性之後，才能方便我們根據病情的實際情況，選擇相對藥物對症治療。若是陽虛患者，身體中的陽氣不足，總是手腳冰涼，則適宜選用溫熱性的藥物；若是陰虛患者，則適宜選用寒涼性藥物來糾正身體中的偏頗。

五味。五味，就是辛、甘、酸、苦、鹹五種味。辛即辛辣，能激發身體中的陽氣對付寒邪引發的疾病；甘即甘甜，有補中、緩急的作用，如人參、黃耆能補充人體中的元氣，提升身體熱量。酸具有收斂、固澀作用。若是有盜汗、脫肛、遺精、帶下等症，不妨吃點酸味的藥物，如覆盆子、芡實、蓮子。苦有瀉火、通便等作用。鹹味有散結、軟堅潤下的功效，比如痰核、痞塊及大便燥結，可使用鹹味藥物，有較佳的功效。

五味也有陰陽屬性，辛、甘屬陽，酸、苦、鹹屬陰。因為辛甘藥物一般都具有發汗的功效，通過提升陽氣將病邪驅除體外。酸、苦、鹹則有瀉火的功效，因此將其屬性歸為陰。除了以上五味之外，還有一個淡味，習慣上將其併入到甘味之中，因此，也具有陽的屬性。

歸經。每種藥物對臟腑經絡有明顯的選擇性，我們將藥物對經絡的選擇性稱之為歸經屬性。除了歸經屬性外，還有升降沉浮的屬性。升和降、浮和沉都是相對的，升是上升，降是下降，浮表示發散，沉表示泄利等。升和浮都是通過提升陽氣，以祛風散寒，促進身體康復。比如感冒，喝點生薑水基本上就沒什麼大礙了，這就是通過生薑的浮作用將寒邪排出體外。降和沉具有瀉下、清熱、利尿滲濕、重鎮安神、潛陽的功效。降和沉是向下的，為陰，因此有助於滋陰潛陽。

當歸——滋陰補血，幫女性打造美麗的「後花園」

當歸具有補血活血、調經止痛、潤燥滑腸的功用，對女性的經、帶、胎、產各種疾病都有治療作用，所以中醫稱當歸為「女科之聖藥」。女性用當歸滋陰養血，有助於幫助自己保護好後花園，預防疾病的發生，並能發揮養顏美容、延年益壽的作用。

女性若是想要健康、美麗，前提是必須養護好自己的後花園，即臍下3寸之地。只有將後花園養護好，才能遠離經痛、宮頸炎等諸多婦科疾病的困擾。也唯有如此，才能達到健康長壽的目的。此外，女性只有將後花園養護好，才能使自己的容顏更美麗、看上去更年輕。

養護後花園的關鍵在於養足一身氣血，從內部調養著手，解決女性的難言之隱。女性補血養護後花園，可以請當歸這味中藥來幫忙。當歸是臨床常用中藥，素有「十方九歸」之稱。如當歸四逆湯、烏雞白鳳丸、八珍益母丸都有此中藥。中國第一部本草學著作《神農本草經》將其列為既能祛邪又可補虛的中品。

很多中成藥中之所以都有當歸這味藥，是因為當歸的主要作用是補氣血，尤以補血為主。

氣血可滋養臟腑組織，是維持人體生命活動的基本物質。只有氣血充足，臟腑器官才能維持正常的生理功能，女性的後花園及其肌膚才能得以充分滋養，身體才能健康，遠離各種婦科病，延緩容顏的衰老。

張小姐是一名排版員，租住在她的直屬上司家中。雖然是租戶，但她和上司相處得非常融洽，曾經有一段時間上司甚至還想認她做乾女兒。平素她們經常在一起吃晚飯，基本上都是張小姐忙裡忙外。

有一天，她和上司一起吃晚飯的時候，她發現了一個問題，上司臉色蠟黃，看上去一副營養不良的樣子。張小姐關切地詢問上司身體狀況。這位精明強幹的女上司歎了口氣後很無奈地說道，因為工作的原因，一坐就是一整天，加上總是吃沒有營養的便當，工作壓力又大，身體狀況已經每況愈下。氣色不好，臉上起斑，還有經痛、宮頸炎等婦科病。

上司無心的一句話，卻讓張小姐記在了心上。有一天下班後，跑到中藥店，將上司的身體不適症狀和醫生說了一下，於是醫生為其開了當歸這味藥。從那以後，張小姐就經常做當歸烏骨雞湯、當歸煮蛋等給上司食用，經過一段時間調理，身體虛弱狀況便得到了明顯的好轉。

當歸具有補血活血、調經止痛、潤燥滑腸的功用，對女性經、帶、胎、產各種疾病都有治療作用，所以中醫稱當歸為「女科之聖藥」。女性用當歸滋陰養血，保護好後花園，預防疾病的發生，不妨試試下面的食療方。

當歸可滋陰補血，滋養女性的後花園，進而使女性保持充沛的精力和美麗的容顏，在日常生活中，女性愛自己的話不妨下廚用當歸做點養生食療方，食用美味的同時還能強身、養顏，不失為一件美事。

當歸首烏雞肉湯

當歸、何首烏各 20 克，枸杞 15 克，雞肉 200 克，生薑、蔥花、食鹽、味精各適量。將雞肉洗淨切塊，與當歸、何首烏、枸杞同放鍋內，加清水適量煮至雞肉爛熟時，放入生薑、蔥花、食鹽、味精調味，飲湯食肉。

當歸紅棗煲老鴨

當歸 10 克，老鴨 350 克，紅棗 50 克，薑 10 克，清水 1,500 毫升，鹽 5 克，雞精 3 克，糖、胡椒粉各 1 克。將老鴨按照常法處理乾淨，斬塊，過一下開水；薑切片待用；當歸、紅棗洗淨；將上述準備好的食材一併放到砂鍋中，加入清水，大火燒開改小火燉 1 小時左右。食用時加入調味料調味即可。

阿膠——自古以來就是滋陰補血的稀有物

阿膠為驢皮熬製而成，因為這種藥物有血有肉，故將其稱為血肉有情之品，可補充人體五臟虧損，調動人體的潛在能量和氣場，平衡身體中的陰陽，因此，阿膠自古就是滋陰補血的稀罕物。

阿膠是由驢皮熬製而成的膠品，與人參、鹿茸並稱為「滋補三寶」。《本草綱目》中記載：「阿膠，本經上品，出東阿，故名阿膠。」阿膠味甘性平，主要歸肺、肝及腎經，有補血、止血、滋陰潤燥的功效。

《臨證指南醫案．溫熱門》中談到一個黃姓病人，症狀如下：「體虛，溫邪內伏，頭汗淋漓，心腹窒塞，上熱下冷，舌白煩渴，春陽升舉為病，猶是冬令少藏所致。」大意就是，此病人身體虛弱，經常大汗淋漓，煩渴，與精血不足有很大的關係。清代名醫葉天士診斷後，為患者開出阿膠生地湯，以阿膠為君藥，養陰生津，藥到病除。

滋陰補血的藥物有很多種，古人對阿膠推崇備至一定有原因。古人認為阿膠為血肉有情之品，什麼是血肉有情之品呢？前面我們曾說過，《神農本草經》中提及的大部分藥物都是植物類，植物類藥物汲取日月精華而生，雖然也具有一定的滋養功效，但是畢竟少了一些和人身心相感的通靈之氣。古人認為除了植物類藥物外，有血、有肉、有骨、有髓、有類似於人體臟腑組織結構的動物對人體也有一定的補益功效。

阿膠為驢皮熬製而成，因為這種藥物有血有肉，故將其稱為血肉有情之品，可補充人體五臟虧損，調動人體的潛在能量和氣場，平衡身體中的陰陽。因此，阿膠自古就是滋陰補血的稀有物，補血的同時，還兼有滋陰潤燥之功。滋陰即補陰、養陰、益陰，可治療陰虛證。不管是補陰、養陰或是益陰，都是針對身體中的津液而言的。津液是身體中一切正常水液的總稱，與氣血一樣，津液也是構成人體和維持人體生命活動的基本物質。

津液包括津和液，是這兩種液態物質的統稱。中醫將散佈於皮膚、肌肉、孔竅並滲入血脈，清而稀薄，流動性較大，具有濕潤作用的稱為津，如眼淚（見於外者）、汗液等都為津；將灌注於關節、臟腑、腦髓、孔竅等組織，稠而濃濁，流動性較小，具有滋養作用的稱為液，如胃液、腸液。

身體中的津液具有滋潤和滋養功能，若是津液不足，就會出現一系列陰虛症候，因此，滋陰是維持身體健康的重要手段。阿膠作為一種「藥食同源」的中藥材，有較好的滋陰去燥功效，陰虛患者若是出現一系列陰虛症狀，諸如心中煩躁、手腳心發熱、失眠等，就可以考慮用阿膠進行滋陰去燥。

阿膠雖然為滋陰補血上品，但是氣味比較濃烈，如果直接沖服，不僅腥膩，味道也不好。因此服用阿膠要講究一定的方法。選對方法不但有助於加強補氣血的功效，還能改善其口感，防止出現厭煩之情。若是在服用時，對此物心生煩逆，氣不能平和，難免會影響藥物的療效。下面介紹幾種阿膠的食用方法。

阿膠雖然有較好的滋陰補血功效，但是有一定的禁忌。在使用阿膠進行滋陰補血的時候，我們應該明確自己的體質是否適合。對於一些婦科疾病，如月經紊亂、月經過多過少、功能性子宮出血、經期腹痛、月經不調等，若是由津血虧虛導致的，則可以用阿膠進行調理。若自身陽氣不足，則不宜使用。

胡桃阿膠膏

阿膠250克，去核紅棗、黃酒各500克，炒熟黑芝麻、龍眼肉、胡桃肉各150克，冰糖250克。阿膠浸於黃酒中10天，然後與酒一起置於陶瓷器中隔水蒸，使阿膠完全溶化，再加入紅棗、胡桃肉、龍眼肉、黑芝麻末調勻，放入冰糖再蒸，至冰糖溶化即可。

阿膠羹

阿膠250克砸碎，加入250毫升黃酒中浸泡1～2天。浸泡之後加入250克冰糖、200克水，蒸1～2小時。準備一些炒熟的黑芝麻、核桃仁。將核桃仁壓碎，待用。阿膠蒸2小時之後，加入準備好的黑芝麻和核桃仁，攪拌均勻後再蒸0.5～1小時，放入冰箱，早晚各服一勺。此食療方可補血益智，此外對於氣血不足導致的便秘也有較好的功效。

有些陰虛患者，平時就有上火症狀，本想服用阿膠膏好好調理一下，沒想到服用完了上火症狀卻越來越嚴重。這又是何故呢？這可能是新阿膠的原因。

新製作的阿膠有毒，當然這種毒和塑膠地板中的毒不一樣，這種毒為火熱之毒。若是想將這種火熱之毒去掉的話，需要將其置於陰乾處放置3年以上，直至火毒自行消盡後，方可服用。使用阿膠時，除了以上禁忌外，感冒、咳嗽、腹瀉或月經來潮時應停服阿膠，等病情痊癒或經停後再繼續服用。

因為有些朋友在買阿膠的時候，不知道如何辨別真假，所以這裡再說一下如何辨別真假阿膠。辨別真假阿膠，一是看，二是聞。正品阿膠為長方形扁塊，呈琥珀色，質脆易碎，用手一拍可能就碎了。正品阿膠放到熱水中，加上蓋子悶一會兒後，就會散發出香味，如果沒有香味或者是有其他味道，都可能不是正品。如果通過以上兩個方法還是不能判斷阿膠真假，那再教給大家一個非常簡單的方法：取一小塊阿膠，將其放到熱水中，若是很快就融化，可能就是贗品。

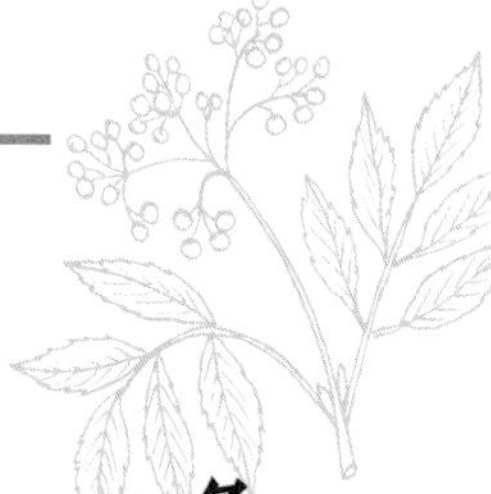

冬蟲夏草——滋肺陰、強腎陽，一物二用的名貴補品

中醫認為冬蟲夏草入肺、腎二經，既能補肺陰，又能補腎陽，是唯一能同時平衡和調節陰陽的中藥。此藥藥性平和，在滋補肺腎的過程中，藥性會滲透到肺經和腎經，一點點發揮藥物的功效，因此患者不會出現補養而上火的症狀。

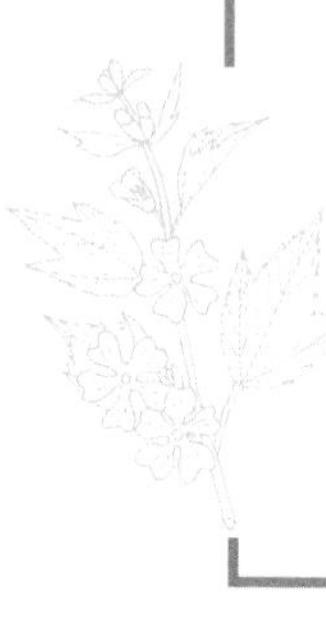

中醫認為肺為嬌臟，主一身之氣，當肺中陰液不足的時候，肺得不到滋養，會影響肺主氣的功能，因此患者會出現咳嗽、氣短等症；肺所對應的情志為悲，當肺中陰陽失衡時，患者的情緒會莫名其妙地低落；肺陰虛，陰不能制陽，導致虛熱上浮，因此，患者會出現外熱內寒、上熱下寒、盜汗等症。

導致肺陰虛的主要原因歸結起來有兩點：第一即外邪侵入。肺主呼吸，在呼吸的過程中，我們會將大氣中的各種有害物質吸入肺部，進而危及肺的健康；第二為先天體質虛弱或者久病失養，耗損肺陰，由此引發肺陰虛的發生。出現肺陰虛的症候，可以用冬蟲夏草進行調理。因冬蟲夏草價格昂貴，有「黃金草」之稱，具有補肺平喘，止血化痰的功效。用冬蟲夏草滋肺陰的同時，還有助於養腎陽。冬蟲夏草有陰陽雙補之功，對此，《本草從新》記載冬蟲夏草「保肺益腎，止血化痰，已勞嗽」。《藥性考》記載：「秘精益氣，專補命門。」

關於冬蟲夏草的溫補功效，還有這樣一個故事：

古代有個名叫孔裕堂的人，他的弟弟患虛弱症，出汗極多，但又怕風怕冷。即使是炎熱的夏天，他也會將門窗關上，足不出戶。只要走出來，渾身就直打寒顫。得病三年，醫藥無效，病情愈來愈嚴重。後來有位親戚從四川過來探親，帶來了一些冬蟲夏草，讓他燉肉食用，沒想到服用一段時間，怕冷的症狀竟然一點一點好了。

故事中這個叫孔裕堂的患者出汗多，但又怕冷，實際上是陰虛，陰損及陽，陰陽都已經虧虛。其實不管是陰虛還是陽虛，虧損到了一定程度，就會陰損及陽，或陽損及陰，導致陰陽兩虛。冬蟲夏草既能滋陰又能扶陽，可以有效改善陰陽兩虛的症候。

中醫認為冬蟲夏草入肺、腎二經，既能補肺陰，又能補腎陽，是唯一能同時平衡和調節陰陽的中藥。此藥藥性平和，在滋補肺腎的過程中，藥性會滲透到肺經和腎經，一點一點發揮藥物的功效，因此患者不會出現補養而上火的症狀。此外，該藥「滋而不膩」，還能發揮調養脾胃的作用。下面介紹幾種冬蟲夏草的食療方。

在日常生活中，不管是出現了肺陰虛的症狀還是出現了腎陽虛的症狀，都可以用冬蟲夏草進行調理。只要我們用心照顧好自己，相信就可以平衡陰陽，達到祛病強身的功效。

蟲草燉甲魚

活甲魚1隻，冬蟲夏草13克，紅棗8顆，薑10克，蔥15克，蒜、鹽、味精、料酒各適量，清湯1,000毫升。將甲魚殺死，割斷四肢骨骼，挖去內臟，斬去爪尖、嘴尖和尾，將其放到清水中沖洗乾淨，然後放到熱水中浸泡，浸泡半小時左右去掉甲魚身上的白黏膜，刮盡黑衣，洗淨；將甲魚斬成四塊。冬蟲夏草、紅棗洗淨；蔥切段，蒜拍碎；將上述準備好的食材一併放到砂鍋中，並放入調味料，大火燒開，然後用小火燉煮3小時左右即可。

蟲草雞湯

雞1隻，冬蟲夏草25克，龍眼肉15克，去核紅棗6顆。將雞宰殺，去毛及內臟，過一下開水，去掉血水。然後將雞肉剔下來，放到瓦煲內，再將事先準備好的食材一併放進去，加入適量清水，煲3小時左右就可以食用了。

蟲草燉肉

冬蟲夏草20克，豬瘦肉500克，料酒、鹽、薑片、蔥段、胡椒粉、肉湯各適量。將豬瘦肉洗淨，入沸水鍋內焯去血水，撈出用清水洗淨，切塊。冬蟲夏草用溫水洗淨。將上述準備好的食材一併放到鍋內，注入肉湯，武火燒沸，撇盡浮沫，改為文火燉至豬肉熟爛，揀去蔥、薑，加入鹽、胡椒粉調味即成。

蟲草燉排骨

豬排骨300克，冬蟲夏草7克，枸杞15克，雞湯、黃酒、蔥、鹽、薑各適量。豬排骨洗淨，斬塊，放到開水中煮一下，然後用涼水沖洗乾淨；枸杞洗淨；冬蟲夏草洗淨；枸杞和冬蟲夏草放到砂鍋中，大火燒開，然後文火燉煮3小時，加入豬排骨、雞湯、黃酒、蔥、薑、鹽，繼續煨燉30分鐘即可食用。

桂枝甘草湯——辨證加減，可溫通心陽、回陽救逆

桂枝甘草湯中甘草與桂枝並用，其中桂枝辛甘，溫通經脈，入心助陽，故以桂枝補心陽；甘草甘溫，可以加強桂枝的藥用功效。因為甘草還有補益脾胃的功效，故而採用甘草來顧護脾胃之陽氣，補益脾胃，恢復脾胃功能，促進氣血的化生，進而達到溫補心陽之功。

桂枝甘草湯能溫通心陽，在臨床上，經常把此方看做救命藥。這是何故呢？這是因為一旦患者出現心陽虛的症候，即四肢厥冷、大汗出、心悸等。中醫認為汗液為心之液，由津液蒸化而成，即所謂「陽加於陰謂之汗」。出汗過多會進一步損傷心陽，心陽損傷，心臟必定失去陽氣的庇護，故心中悸動不寧。若是這種狀況得不到控制的話，還有可能會導致昏迷不醒，脈微欲絕，多見於心力衰竭或休克等病症。如何知道自己是否患有心陽虛呢？給大家說這樣一件事情，相信大家看完之後就會明白：

陳女士今年50多歲，有一段時間經常出大汗。最初，她以為這是好事情，因為出汗可以排毒，這對身體健康肯定有益而無害。可是過了一段時間，她總感覺心口憋悶，有疼痛感。用手按會稍微舒服一點，從那之後她就養成了一個習慣，有事沒事就將手按在心口上。

古人認為胸腹部為陽氣之海，上通於心肺。發汗過多，則陽氣散亡，氣海空虛，會出現心悸、心口疼痛等症。當心口不舒服的時候，患者就會情不自禁地將手放到胸口處按一按，其實這是人的本能反應。若是心陽嚴重虧虛的話，可能會危及生命，因此，當患者大汗淋漓導致心陽虛進一步加重的話，就有必要出手進行救治了。

對於心陽虛，可以使用桂枝甘草湯進行治療。

組方中的桂枝藥性辛甘溫熱、質地油潤，能溫經、祛風寒、活血通絡、解肌止汗。可見，桂枝的主要功效就是補陽。

說完了桂枝的功效，我們再來看看甘草。辛棄疾曾經寫過這樣一首詩：「卮酒向人時，和氣先傾倒。最要然然可可，萬事稱好。滑稽坐上，更對鴟夷笑。寒與熱，總隨人，甘國老。」此詩中的「甘國老」指

桂枝甘草湯

桂枝12克，甘草6克放到砂鍋中，浸泡半小時。然後將藥物攤平，使水高於藥面3～4公分（以小指為準）。煎3次，頭煎可留藥液500～700毫升，二煎300～350毫升，三煎100～200毫升。將煎好的藥液混合，分3次溫服。

的就是甘草。

辛棄疾做這首詩意在諷刺那些隨波逐流的人，那為什麼最後會將這些人與甘草相比呢？這是因為甘草最重要的作用就是調和諸藥。雖說甘草也有補脾益氣、潤肺止咳、緩急止痛、解毒等功效，但是當甘草和其他藥物並用的時候，甘草的這些藥性就很難凸顯出現。與其他藥物並用，甘草就會當起和事佬，使各種不同特性的藥物能得到和諧統一，綜合為一個整體，從而在治療中發揮更好的功效。

桂枝甘草湯中甘草與桂枝並用，其中桂枝辛甘，溫通經脈，入心助陽，故以桂枝補心陽；甘草甘溫，可以加強桂枝的藥用功效。因為甘草還有補益脾胃的功效，故而採用甘草來顧護脾胃之陽氣，補益脾胃，恢復脾胃功能，促進氣血的化生，進而達到溫補心陽之功。

烏雞白鳳丸——調補陰陽、養顏保健，服用有新法

烏雞白鳳丸中的烏骨雞統籌大局，重補陰血，滋肝腎，清虛熱。其餘藥物有的重在滋陰，有的重在補氣，有的重在健脾胃，有的則重在除虛熱。不管是何種功效，其最終目的無外乎調補陰陽，達到陰陽雙補的功效。

烏雞白鳳丸，被譽為婦科三大聖藥之一，已有百年歷史，此藥具有陰陽雙補的功效。我們可以從五行及其藥物的組成兩方面來理解此藥滋陰補陽的功效，先從五行的角度來看一下。

我們知道，雞在五更時鳴叫，所謂五更，即3～5點，是一天的開始，是陽氣升發的時間，這也是中醫所說的「平旦人氣生」，所以烏骨雞可以補陽。但烏骨雞的肉為黑色，黑色在五行中屬水，其性屬陰，因此此藥補陽的同時還可以滋陰，有陰陽雙補的功效。

下面我們再從藥物的組成來瞭解一下烏雞白鳳丸的功效。烏雞白鳳丸的組方中，烏骨雞僅是其中的一味中藥。除烏骨雞外，還有人參、黃耆、丹參、當歸、白芍等多種中藥材。此藥之所以用烏骨雞冠名是因為在過去烏骨雞比較珍貴，非皇家宮廷不能用，所以才把「烏雞」兩字

放在前面，為了凸顯此藥的珍貴。

烏雞白鳳丸中的烏骨雞統籌大局，重補陰血，滋肝腎，清虛熱。其餘藥物有的重在滋陰，有的重在補氣，有的重在健脾胃，有的則重在除虛熱。不管是何種功效，其最終目的無外乎調補陰陽，達到陰陽雙補的功效。所以從它的配伍來看，烏雞白鳳丸是一味補氣、養血、陰陽雙補的成藥，適用範圍很廣。

中醫認為女子「以血為本，以氣為用」，而氣血是女性月經、孕育、哺乳的物質基礎，而烏雞白鳳丸又是益氣養血的要藥，比較適合女性服用，此藥對於一些女性常見病，諸如經痛、帶下、不孕、崩漏等均有一定療效。此外，女性服用烏雞白鳳丸還能發揮養顏美容的功效，對於女性氣血不足導致的色斑、色澤暗黃等也有一定的改善作用。

在實際生活中，人們之所以認為烏雞白鳳丸是治療女性疾病的藥物，可能是因為臨床上經常將此藥用於調理經血。漸漸地，人們就誤以為此藥是治療女性疾病的專屬藥物。因為烏雞白鳳丸的主要功效就是通調陰陽，具有陰陽雙補的功效，陰陽平衡，氣血充足，不僅對一些婦科疾病有幫助，也可以輔助治療男性疾病，比如它對前列腺炎、陽痿、遺尿均有一定的輔助治療作用。

用烏雞白鳳丸調補身體，服用方法為，水蜜丸一次6克，小蜜丸一次9克，一日2次。俗話說，是藥三分毒，烏雞白鳳丸雖然有陰陽雙補的功效，對於改善身體虛弱症狀有所裨益，但若服用不當也會出現一些副作用，因此在實際生活中，除非在醫生的指導下服用，否則不建議用其來調整身體陰陽。若為日常保健之用，可以用烏雞白鳳丸中的主藥烏骨雞做成美味佳餚。

張小姐今年26歲，以往身體狀況一直很好，可是從前一年開始月經不規律，臉上還長斑。她將自己身體不適的症狀告訴了母親，母親知道這件事後不以為然，而是叫女兒放寬心，說她自有辦法。從那之後，她每天晚上下班回家後，母親就會為她送上一碗熱氣騰騰的烏骨雞湯。雖然主料都是烏骨雞，但是母親卻會換著花樣做給女兒吃，諸如烏骨雞當歸湯、烏骨雞紅棗湯等。就這樣連續吃了三個月，月經不調的症狀得到了好轉，臉色也紅潤了起來。

下面介紹幾種烏骨雞的食療方。

用烏骨雞做成的佳餚，不但味道鮮美，而且能滋陰補陽，對於改善虛弱體質有很大的幫助。因此，平素身體虛弱的患者可以經常食用，以增強身體的抵抗力。

人參烏骨雞湯

烏骨雞1隻，西洋參片5克，枸杞20克，紅棗10顆，植物油25克，黃酒5毫升，精鹽、味精、白胡椒、蔥花、薑片各適量。將烏骨雞按常法處理乾淨，斬塊；鍋熱後，放入植物油，油熱後，下入蔥花、薑片，爆炒出香味後，將雞塊倒入，翻炒。炒出香味後，加清湯1,500毫升，然後將上述準備好的食材放入，用大火燒開，再用中火燉2小時左右；燉到雞肉熟爛後，加入調味料調味即可。

枸杞紅棗烏骨雞湯

烏骨雞1隻，枸杞40克，紅棗20顆，生薑2片。將烏骨雞按照常法處理乾淨，剁成塊，過一下開水，撈出瀝乾；枸杞、紅棗洗淨，生薑切片。將上述準備好的食材一併放到砂鍋中，加入適量清水，大火燒開，然後用中火煲3小時即可食用。

茯苓當歸燉烏骨雞

烏骨雞1隻，茯苓、當歸、枸杞各15克，生薑3片，紅棗5顆，味精、雞精、鹽各適量。烏骨雞按照常法處理乾淨，斬塊，用沸水焯一下待用；將上述準備好的食材放到砂鍋中，加入適量清水，大火燒開，然後用小火熬3小時，食用時加入鹽、味精、雞精調味即可。

六味地黃丸——滋陰清虛熱之代表方，適合腎陰虛者用

六味地黃丸是滋補腎陰的基礎方劑，由宋代醫學家錢乙所創，比較適合腎陰虛患者應用，不僅可以改善腎陰虛症狀，還能提高中老年人的免疫力，有助於防止未老先衰。

在日常生活中，可能很多人都腎虛，即腎臟精氣不足。腎虛的種類很多，其中最常見的是腎陰虛、腎陽虛。這裡我們只討論一下與腎陰虛有關的問題。

腎陰虛即腎中物質虧虛，如腎精及腎中的其他陰液物質。腎陰虧虛，患者會出現腰膝酸軟、四肢乏力、頭暈耳鳴、記憶力減退、遺精、早洩等症狀。此外，因為陰虛內熱，所以腎陰虛患者還會出現五心煩熱、骨蒸潮熱等症。腎陰虛患者可以用六味地黃丸進行調理。

六味地黃丸是滋補腎陰的基礎方劑，由宋代醫學家錢乙所創，比較適合腎陰虛患者用，不僅可以改善腎陰虛症狀，還能提高中老年人的免疫力，有助於防止未老先衰。六味地黃丸由熟地黃、山茱萸、山藥、澤瀉、牡丹皮、茯苓這六味中藥組成。最早是「八味地黃丸」，後來，

宋代兒科專家錢乙把八味地黃丸中的附子和桂枝這兩種溫補藥物去掉，變成了現在的六味地黃丸，其主要功效就是滋陰。關於六味地黃丸的由來，還有這樣一個故事：

錢乙是一個土郎中的兒子，因為治好了太子所患上的疾病，因此得到了皇上的重用，進入太醫院。那時候，太醫院裡面的醫生基本上都是名醫後代，因此，太醫們便瞧不起出身卑微的錢乙。有一次，錢乙和弟子閻孝忠正在為患者治病，有位大夫帶了一個錢乙開的兒科方子來「討教」。

見到錢乙，這位太醫立馬將藥方遞到了錢乙面前，略帶嘲諷地問：「錢太醫，按張仲景《金匱要略》中的八味丸，有地黃、山藥、山茱萸、茯苓、澤瀉、牡丹皮、附子、肉桂。你所開的藥方中，應該少了兩味藥吧？」錢乙知道這位太醫是有意來刁難他的，不過他還是笑著解釋了其中的緣由，錢乙對這位太醫說，張仲景的八味地黃丸是治療成人陰虛的基礎方劑，但是小兒陽氣足，因此可以減去肉桂、附子這兩味益火的藥，製成六味地黃丸，免得孩子吃了過於暴熱而流鼻血。

這位太醫聽完琢磨一番後，連聲稱道：「佩服佩服！」弟子閻孝忠趕緊把老師的話記載下來，後來又編入《小兒藥證直訣》一書。

雖說六味地黃丸最初是用來治療小兒疾病的，但是隨著對此藥研究的深入，古代醫家發現此藥對腎陰虛的療效也比較顯著，於是便將其用於腎陰虛的治療。下面我們來瞭解一下組方中各藥材的功效。

熟地黃為玄參科植物地黃的塊根經加工炮製而成，中醫認為熟地黃有「填骨髓，長肌肉，生精血，補五臟，利耳目，黑鬚髮，通血脈」之功，是袪病延年之佳品。因為熟地黃可養血滋陰、補精益髓，因此，對腎陰不足導致的潮熱、盜汗、遺精、消渴等症有較好的療效。

山茱萸為山茱萸科植物山茱萸的成熟乾燥果肉，中醫認為山茱萸性微溫，味酸、澀，可溫肝經之血，補腎臟之精，因此可以有效改善精血不足導致的陰虛症狀。

山藥性平、味甘，有補腎生精的功能。據古籍記載，多食山藥有「聰耳明目」、「不飢延年」的功能，對人體健康非常有益。身體虛弱患者服用尤為適宜。

澤瀉為澤瀉科植物澤瀉的乾燥塊莖，有瀉火滋陰的功效。如《別錄》中記載：「補虛損五勞，除五臟痞滿，起陰氣，止泄精、消渴、淋瀝，逐膀胱、三焦停水。」

牡丹皮為毛茛科植物牡丹的乾燥根皮，性微寒，味苦辛，無毒。入心、肝、腎經，可瀉腎經中的虛火，對腎陰虧損、腰膝酸軟、頭暈目眩、耳鳴耳聾、盜汗、遺精、消渴、骨蒸潮熱等症療效顯著。

茯苓性味甘、淡、平，入心、肺、脾經，具有滲濕利水、健脾和胃、寧心安神的功效。

對六味地黃丸的組方分析，我們不難看出，六味地黃丸通過三補三瀉最終達到補腎陰的目的。腎陰虛患者服用六味地黃丸後，腎陰虛的症狀會得到明顯改善。此藥如何服用呢？一般情況下大蜜丸一次1丸，一日2次。腎陰虛患者只要持續服用此藥，就可以摒退虛熱，使身體中的陰陽趨於平衡，進而到袪病強身、益壽延年的功效。

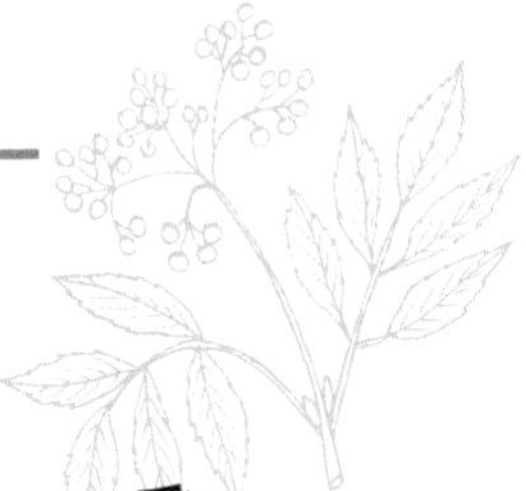

靈芝——通補陽氣，久服輕身不老延年

靈芝雖然不能讓人起死回生，但是人食用後卻能溫補陽氣，增強抵抗力，預防疾病。不僅如此，適當食用靈芝還能發揮養顏護膚的功效，能有效緩解人體衰老。因此，在民間靈芝又被稱為「長生不老藥」。

陽氣具有很強的抵禦外邪能力，並使氣血得以化生，精血之間相互轉化，因此古代醫家認為人的生、長、壯、老、死都是由陽氣所決定的，由此提出了「陽強則壽，陽衰則夭」的理論。因為陽氣有如此重要的作用，若想不老延年，則需要同補陽氣，保證陽氣充足。尤其是那些陽氣虛衰的患者，更是應將補陽作為重中之重。

那麼如何知曉陽氣是否已經虛衰呢？在日常生活當中，我們可以從陽氣虛衰的一些典型症狀進行判斷。陽虛患者會出現畏寒肢冷、舌質淡、脈沉細等症。除了這些症狀外，還有一個比較典型的症狀，即「晝日煩躁不得眠，夜而安靜」，即白天難以入睡，肢體躁動不安，到了晚上卻睡得比較香甜。

我們都知道，當一個人心火比較盛的時候會導致心中煩亂、失眠等症。但是也有這樣一些人，雖然心火不盛，依舊會出現煩躁症狀。當然，這裡所說的煩躁並非指心中煩亂，而是肢體躁動不寧，比如肢體無緣無故地顫動、手腳總是不自覺地在動等。

白天難以入睡、肢體躁動不安症狀的出現，實際上是陽氣和陰邪鬥爭的結果。白天自然界中的陽氣充足，可以助身體中的陽氣一臂之力，幫助陽氣進行生發。但是因為身體中的陽氣處於虛衰狀態，因此儘管有自然界陽氣的資助，但還是不足。雖然陽氣相對不足，但是還能勉強和陰寒相爭。若是陽氣已經無力與陰寒相抗爭，則就會出現白天也暈暈欲睡的症狀。

到了晚上，陰盛陽衰，自然界中的陰氣占據主導地位，身體中的陽氣失去了自然界陽氣的資助，也就沒有能力和陰寒相互抗爭了。因為陽主動，陰主靜，所以到了晚上就睡得比較深。

若是在日常生活中出現了以上多種陽虛症狀，則應將補陽排進行程裡。只有將一身之陽氣補足，才能提高生命品質，延長壽命。補陽可以食用靈芝。

靈芝古稱瑞草、仙草，在中國四大民間傳說之一《白蛇傳》中，就曾記載白素貞盜仙草救相公，讓相公起死回生的故事，其中的仙草即為靈芝。故事中說靈芝有起死回生的功效，實際上是誇大了靈芝的作用。靈芝雖然不能讓人起死回生，但是人食用後卻能溫補陽氣，增強抵抗力，預防疾病。不僅如此，適當食用靈芝還能發揮養顏護膚的功效，能有效緩解人體衰老。因此，在民間靈芝又被稱為「長生不老藥」。關於靈芝名稱的由來，還有這樣一個故事：

西元前二二一年，戰國時期秦始皇統一了中國，大規模修築阿房宮，工人怠工，大量木材堆積腐爛，要將工頭問罪，工頭靈機一動說：「腐朽木上長了特殊蘑菇，不能動，那是上天賜予皇上的，必須皇帝親自採摘，吃之長生不老。」結果工頭沒被問罪，皇帝親臨採摘後，叫御膳房御醫加工，食之果真令他精神百倍，體力倍增，於是皇帝起名為「靈芝」。秦始皇為求長生不老，派徐福領三千童男童女遠赴東海瀛州尋找靈芝。

中醫認為靈芝「性平、味苦、無毒。」《列子・湯問》曰：「飲靈芝目明、腦清、心靜、腎堅，其寶物也。」《本草綱目》記載靈芝具有「甘溫無毒，主治耳聾，利關節，保神，益精氣，堅筋骨，好顏色，療虛勞，治痔」的作用。總之靈芝是一種有病治病、無病強身的藥物，沒有任何副作用和依賴性，男女老少都可飲用，久食輕身，延年益壽，是人類最理想的天然藥品和保健食品。若是自身陽氣不足，經常手腳冰涼的話，則可以用靈芝為自己補一補身體中的陽氣。用靈芝補陽氣可以試試下頁的食療方。

在用靈芝通補陽氣的時候，應注意最為寶貴的是其菌傘上面的孢子（俗稱粉），因此，在用靈芝做補陽藥膳的時候，切莫用清水反復沖洗，以防大量孢子丟失，影響補陽療效。

清蒸靈芝鵪鶉

靈芝5克，鵪鶉2隻，蔥段、薑片、花椒、精鹽、味精各適量。將鵪鶉按常法處理乾淨，放入燉盅內，加入適量清水，放入靈芝片、精鹽、味精、蔥段、薑片、花椒。將燉盅放入鍋內，隔水燉熟即成。

靈芝蓮子清雞湯

蓮子50克，靈芝6克，陳皮一角，雞1隻。先將藥材洗淨，放入砂鍋內加清水浸泡30分鐘。雞洗淨，斬塊，過一下開水，然後放入鍋內，煮沸後用文火保持沸騰2小時即成。

靈芝燉排骨

豬排骨500，靈芝25克，牛膝15克，紅棗5顆，蔥、鹽、味精、薑、黃酒、胡椒粉各適量。將乾淨的紗布袋用清水洗一下，靈芝、牛膝洗淨，裝入紗布袋內；豬排骨洗淨放到砂鍋中，加入適量清水，煮沸後撇掉浮沫，放入紗布袋；紅棗洗淨去核，放入砂鍋中；加入黃酒、薑、蔥、鹽，再煮1小時，將藥包、薑、蔥撈去，再煮半小時，加味精、胡椒粉調味即可佐餐食用。

靈芝鵪鶉蛋湯

鵪鶉蛋、紅棗各12顆，靈芝60克，白糖適量。將靈芝洗淨切成細塊；紅棗洗淨去核；鵪鶉蛋煮熟去殼。將上述準備的好的食材放入鍋內，加適量清水，武火煮沸後，文火煲至靈芝出味，加白糖適量，再煲沸即成。

茯苓——平衡陰陽的「和事佬」，滋陰補陽之珍品

茯苓藥性和緩，可以與寒熱溫涼的各種藥物相互配伍，調整身體中的陰陽偏頗，陰虛可滋陰，陽虛可補陽，它不會偏向陰陽任何一方，因此可以說它就是平衡陰陽的「和事佬」。在日常生活中，用茯苓平衡陰陽，有助於祛病延年。

茯苓是一種寄生在松樹上的菌，古時候，人們認為茯苓為松樹精華所化生的神奇之物，便稱它為茯靈（茯苓）、茯神。在晉朝葛洪所撰寫的《神仙傳》中就有「老松精氣化為茯苓」的說法。西漢典籍《史記·龜策傳》也記載茯苓「蓋松之神靈之氣，伏結而成，故謂之伏靈、伏神也。」

茯苓味甘、淡，性平，可以與不同的藥物配伍，在各個季節都可以用來治療寒、溫、風、濕諸疾，既能滋陰又能補陽，因此古人稱其為「四時神藥」。茯苓之所以陰陽雙補，和其味甘淡、性平有密切的關係。

甘味，並不是指藥物具有甘甜之性，而是指藥物的藥效較為和緩。甘味藥多質潤而善於去

燥、滋養補虛、調和藥性及止痛。茯苓味甘，因此能發揮滋陰去燥的功效。加上甘味藥物能調和諸藥，使藥性不至於過於猛烈，可以預防藥物在糾正陰陽偏頗、治療疾病時糾正太過，加重陰陽失衡的症狀。諸如對於風濕、發熱等疾病，可以用發汗的辦法進行調理，但是發汗太過就會傷津，加重陰陽失衡的症狀，不利於病情的好轉。為了預防此種現象的發生，在發汗的藥物中就可以用茯苓來調和，使藥性相對和緩一些。

淡味，沒有特殊的滋味，所以一般將它和甘味並列，稱「淡附於甘」。淡味雖然和甘味並列，但其功效卻與酸味相類似，即具有收斂固澀的作用。當氣虛時，氣對陰液物質固攝不住，患者就會出現汗多、小便頻繁、遺精、滑精、遺尿、崩漏帶下不止等諸多症狀。氣為陽，氣不足則陽虛，陽虛到了一定的程度又會傷陰，因此患者會出現陰陽兩虛的症候。用淡味藥物茯苓進行調理，補足一身之氣，不但有助於補陽，還能發揮滋陰的功效。

接下來我們再來瞭解一下什麼是性平。中醫認為藥物有寒、熱、溫、涼四性。除了寒、熱、溫、涼四性外，還有一部分藥物性質平和，藥物寒熱界限不明顯，被稱之為平性藥物。

從上面對茯苓藥性的分析中，我們不難看出茯苓藥性和緩，可陰陽雙補，與寒熱、溫、涼的各種藥物相互配伍，調整身體中的陰陽偏頗，陰虛可滋陰，陽虛可補陽，它不會偏向陰陽任何一方，因此可以說它就是平衡陰陽的「和事佬」。在日常生活中，用茯苓平衡陰陽，有助於祛病延年。

在日常生活中，我們應將茯苓視為滋陰補養的佳品。用好茯苓，學點茯苓的食療方，不求人，自己下廚房即可烹調出平衡陰陽的美味。

山藥茯苓包子

麵粉200克，山藥粉、茯苓粉各100克，白糖300克，豬油、食用鹼、果料適量。將茯苓粉和山藥粉放到碗中，加入適量清水，調成糊狀後放到蒸籠中蒸半小時，然後加豬油、白糖、果料調成餡備用。將麵粉發酵，加入適量食用鹼，做成包子，蒸熟即成。

茯苓雞肉餛飩

茯苓50克，雞肉適量，麵粉200克，生薑、胡椒、鹽各適量。將茯苓研為細末，放到麵粉中攪拌均勻，然後加入適量清水，揉成麵團。雞肉洗淨，絞成肉末，加生薑、胡椒、鹽做餡，包成餛飩，煮熟後即可食用。

茯苓紅棗粥

茯苓粉30克，紅棗10克，粳米100克，白糖適量。將紅棗去核，浸泡後連水同粳米煮粥，粥熟時加入茯苓粉拌勻，稍煮即可，食用時加入白糖調味。

茯苓膏

白茯苓500克，白蜜1,000克。先將白茯苓研為細末，放入清水中，取其沉澱物，濾去水，放到陽光下曬乾，再將其放到清水中，取其沉澱物。如此反復3次。然後，將其放到小碗中，放入適量白蜜，攪拌均勻，隔水蒸到滴水成珠即可，然後裝瓶備用，每日食用2次，每次12～15克，白開水送服。

枸杞茯苓茶

枸杞50克，茯苓、紅茶各100克。將枸杞與茯苓研為粗末，每次取5～10克，加紅茶6克，用開水沖泡10分鐘即可。每日2次，代茶飲用。

滋陰補陽不生病（全新修訂版）

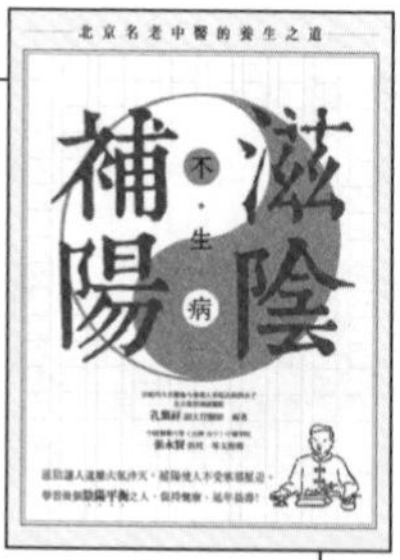

作　　者　孔繁祥

發 行 人　林敬彬
主　　編　楊安瑜
編　　輯　黃谷光、呂易穎、林子揚
內頁編排　李偉涵
封面設計　陳語萱
編輯協力　陳于雯、林裕強

出　　版　大都會文化事業有限公司
發　　行　大都會文化事業有限公司
11051 台北市信義區基隆路一段 432 號 4 樓之 9
讀者服務專線：(02)27235216
讀者服務傳真：(02)27235220
電子郵件信箱：metro@ms21.hinet.net
網　　　址：www.metrobook.com.tw

郵政劃撥　14050529 大都會文化事業有限公司
出版日期　2020 年 05 月修訂初版一刷
定　　價　350 元
I S B N　978-986-98627-2-1
書　　號　Health+150

Metropolitan Culture Enterprise Co., Ltd
4F-9, Double Hero Bldg., 432, Keelung Rd., Sec. 1, Taipei 11051, Taiwan
Tel:+886-2-2723-5216　Fax:+886-2-2723-5220
Web-site:www.metrobook.com.tw　E-mail:metro@ms21.hinet.net

◎本書由化學工業出版社授權繁體字版之出版發行。

國家圖書館出版品預行編目（CIP）資料

滋陰補陽不生病 / 孔繁祥編著 . -- 修訂初版 . -- 臺北市 : 大都會文化 , 2020.05
288 面 ; 17×23 公分

ISBN 978-986-98627-2-1(平裝)
1. 中醫 2. 養生

413.21　　109001977

大都會文化　讀者服務卡

書名：滋陰補陽不生病（全新修訂版）

謝謝您選擇了這本書！期待您的支持與建議，讓我們能有更多聯繫與互動的機會。

A. 您在何時購得本書：______年______月______日

B. 您在何處購得本書：____________書店，位於____________（市、縣）

C. 您從哪裡得知本書的消息：

1. □書店　2. □報章雜誌　3. □電台活動　4. □網路資訊
5. □書籤宣傳品等　6. □親友介紹　7. □書評　8. □其他

D. 您購買本書的動機：（可複選）

1. □對主題或內容感興趣　2. □工作需要　3. □生活需要
4. □自我進修　5. □內容為流行熱門話題　6. □其他

E. 您最喜歡本書的：（可複選）

1. □內容題材　2. □字體大小　3. □翻譯文筆　4. □封面　5. □編排方式　6. □其他

F. 您認為本書的封面：1. □非常出色　2. □普通　3. □毫不起眼　4. □其他

G. 您認為本書的編排：1. □非常出色　2. □普通　3. □毫不起眼　4. □其他

H. 您通常以哪些方式購書：(可複選)

1. □逛書店　2. □書展　3. □劃撥郵購　4. □團體訂購　5. □網路購書　6. □其他

I. 您希望我們出版哪類書籍：（可複選）

1. □旅遊　2. □流行文化　3. □生活休閒　4. □美容保養　5. □散文小品
6. □科學新知　7. □藝術音樂　8. □致富理財　9. □工商企管　10. □科幻推理
11. □史地類　12. □勵志傳記　13. □電影小說　14. □語言學習（____語）
15. □幽默諧趣　16. □其他

J. 您對本書(系)的建議：

____

K. 您對本出版社的建議：

____

讀者小檔案

姓名：______________ 性別：□男　□女　生日：____年____月____日

年齡：□ 20 歲以下 □ 21～30 歲 □ 31～40 歲 □ 41～50 歲 □ 51 歲以上

職業：1. □學生 2. □軍公教 3. □大眾傳播 4. □服務業 5. □金融業 6. □製造業
7. □資訊業 8. □自由業 9. □家管 10. □退休 11. □其他

學歷：□國小或以下 □國中 □高中／高職 □大學／大專 □研究所以上

通訊地址：______________________________

電話：（H）______________（O）______________ 傳真：______________

行動電話：______________ E-Mail：______________

◎謝謝您購買本書，也歡迎您加入我們的會員，請上大都會文化網站 www.metrobook.com.tw 登錄您的資料。您將不定期收到最新圖書優惠資訊和電子報。

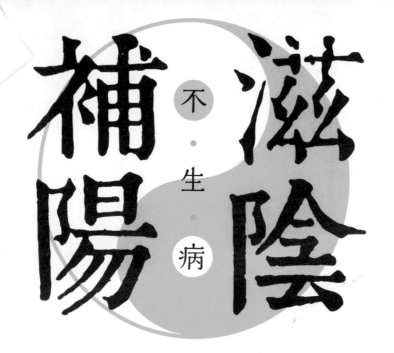

滋陰補陽

不生病

孔繁祥 醫師 編著

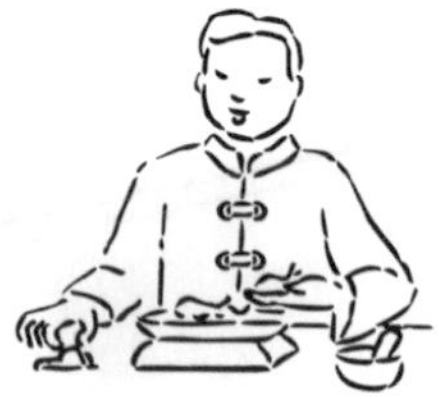

北區郵政管理局
登記證北台字第9125號
免 貼 郵 票

大都會文化事業有限公司

讀　者　服　務　部　　收

11051 臺北市基隆路一段432號4樓之9

寄回這張服務卡〔免貼郵票〕
您可以：
◎不定期收到最新出版訊息
◎參加各項回饋優惠活動

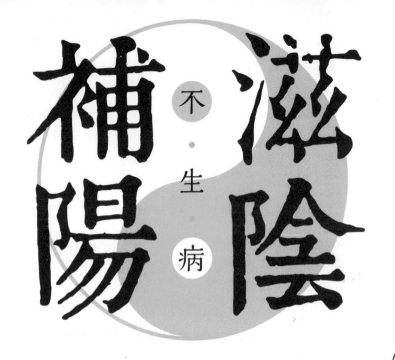